産前産後の母体を整える

神ワザ治療院10選

神ワザシリーズ

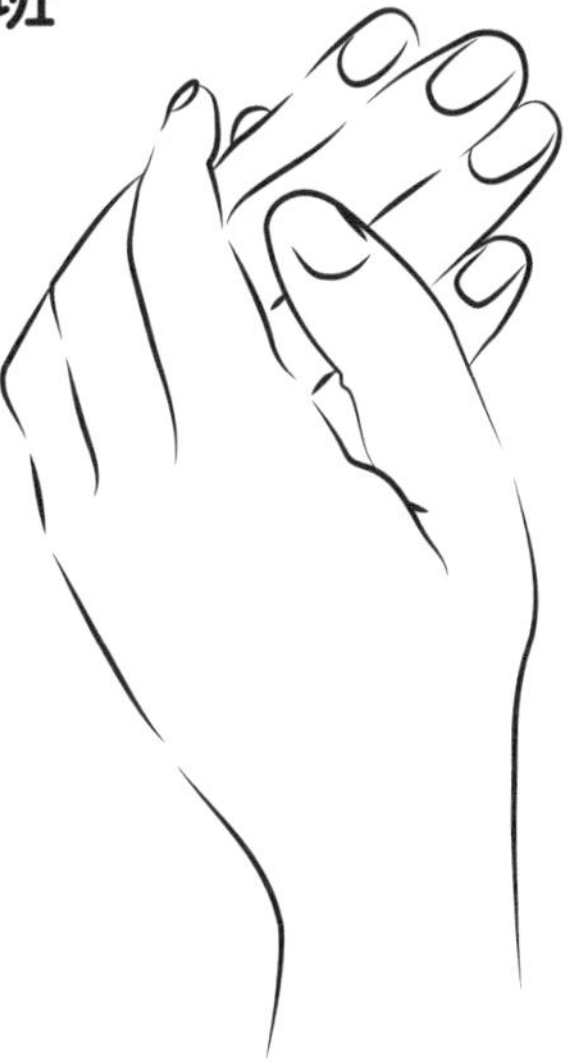

文芸社治療院特別取材班

文芸社

※治療院の掲載順は院長名の50音順です。
※本書の情報は２０２３年４月時点のものです。

はじめに

妊娠、そして、出産は女性の人生で何物にもかえがたい一大イベントだ……などと書くと、最近ではある意味、炎上しかねない表現ではある。しかし、少なくとも新しい命を願う夫婦、カップル、家族にとっては何より嬉しい日々であることは間違いないだろう。

だが、赤ちゃんの成長に心を奪われる一方で、次第にお腹が大きくなることで身体のあちこちが悲鳴を上げ、歩くのも立っているのもきつい、腰や背中が痛い……となって、いらいらして家事や仕事が面倒になる。しかも、妊娠中は薬が飲めず、ますます気持ちは暗くなる。

そして、ようやく迎えた出産の日。かつて体験したことのない痛みを乗り越えて、赤ちゃんの泣き声を聞けばこれまでの苦しみもすべて消え去って大きな喜びで満ち溢れる。

ただ、子育ては楽しい反面、大変なことばかりだ。しかも、妊娠中に増えた体重はなかなか元に戻らず、出産のダメージで腰回りや背中の骨や筋肉が悲鳴を上げ、咳やくしゃみをしたときに尿漏れを起こしたり、赤ちゃんを抱っこして腱鞘炎になったりするなど悩みは尽きない。

この間に身体に起こる変化を考えると、実際は明るいニュースばかりではないのが現実で、新たな命を生み出すということはそれほど女性の身体に負担をかけるものだ。

そんなとき、〝みんな経験することだから我慢しないといけない……〟と諦めて、身体の不調を放っておくと、その後の人生、その不調と一生付き合っていかなければならなくなることにお気づきだろうか。大事なのは、産後の身体をリセットしておくことである。

伝統ある東洋医学なら産前産後の女性の身体のさまざまな不調を十分ケアできるどころか、産後太りも解消させて、妊娠前の身体を取り戻すことさえ可能である。いや、効果はそれ以上で、無理だと思っていた理想の身体を手に入れることだって不可能ではない。

その結果、心も身体も軽くなって、わが子に明るく元気なママの姿を見せることもできるし、家庭や仕事で明るく前向きに生きていくことができるようになる。

本書では、そんな産前産後という女性の大切な時期をサポートする治療院を紹介したい。それぞれ神ワザを持った治療師が親身になって身体の痛みを取り除き、健康で明るい気持ちで出産を迎えられるだけでなく、産後の身体もしっかりリセットさせてくれるだろう。

産前産後、身体が不調でどうしたらいいか分からなくなったときは、一歩踏み出して治療院の扉を叩いてみれば、きっと暗闇の中に一筋の光明が見えてくるに違いない。

妊娠・出産を機に、あなたも生まれ変わって、美しい身体になってみませんか？

文芸社治療院特別取材班

産前産後の母体を整える
神ワザ治療院 10 選
神ワザシリーズ

contents

松林真院長

BAMBS真術整骨院　真龍鍼灸院（千葉県松戸市）……………

ガンステッドシステム、アクチベーターメソッド、耳鍼など産前産後でまったく異なる手技を駆使

137

―― 産前産後の母体を整える神ワザ治療院10選 ――

菊池晴斗院長

トータルボディケア こはる堂

（東京都目黒区）

元日本代表トレーナーの経験と知識を生かし
施術・トレーニング・日常生活改善の3本柱で治療

西洋医学と東洋医学、両面からのアプローチ

東急東横線の学芸大学駅から、山の手にありながらも下町情緒あふれる学芸大学東口商店街に入り、商店街終着点の五差路を右折。そのまま道なりに目黒通りまで進むと、通り沿いのマンション1階に『トータルボディケア　こはる堂』が見えてくる。JR目黒駅発着がある東急バス鷹番バス停からは90メートルだ。

院名にある「トータルボディケア」には、骨格を整える、筋力をつけ支える、負担のかからない身体の動かし方、よい習慣づけ――、これらの一つも欠けてはならないとの思いが込められている。

「すべてそろえば、ケガをしない、不調・痛みの出ない身体に導くことができますし、再発もせず、健康的な身体が保てます」

と語るのは菊池晴斗《きくちはると》院長だ。菊池院長はアルティメット（フライングディスクを使ったアメフトとも称される競技）の日本代表チームトレーナーを務めたスポーツトレーナーであるとともに、鍼灸・マッサージ師の国家資格も取得している。このため治療家として患者さんの痛みや不調に対応するのみならず、経験豊富なトレーナーとしての知識を用いてさまざまなトレーニングメニューを提供するほか、身体を良い状態に保つための日常生活の指導という3本柱で

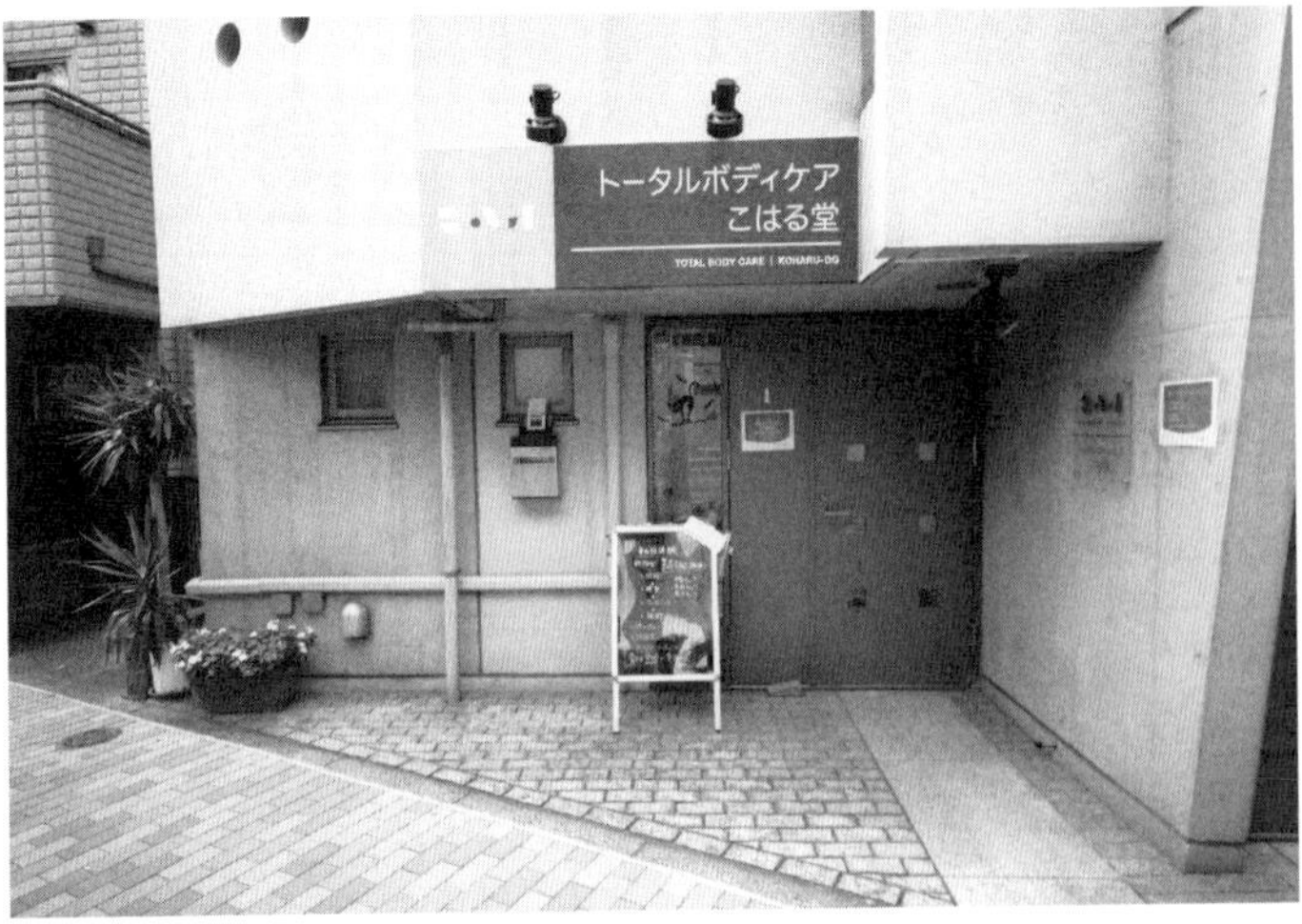

目黒通り沿いのマンション1階にある『トータルボディケア　こはる堂』

患者さんに向き合うのが大きな特徴といえるだろう。

小3から高3までサッカー漬けの毎日だったという菊池院長だが、この道に進んだのは、大好きなスポーツに携わる仕事がしたいという一途な思いだった。

東京スポーツ・レクリエーション専門学校でスポーツトレーナーの勉強をした後、国家資格を取得するため東京衛生学園専門学校へと進んだ。スポーツトレーナーとしてさまざまな経験をすでに持っていた菊池院長が国家資格にこだわったのは、尊敬するスポーツトレーナーの先生が鍼灸・マッサージ師の資格も保有していたこともあったが、

「スポーツトレーナーは、テーピングやトレーニングの指導、コンディションの管理な

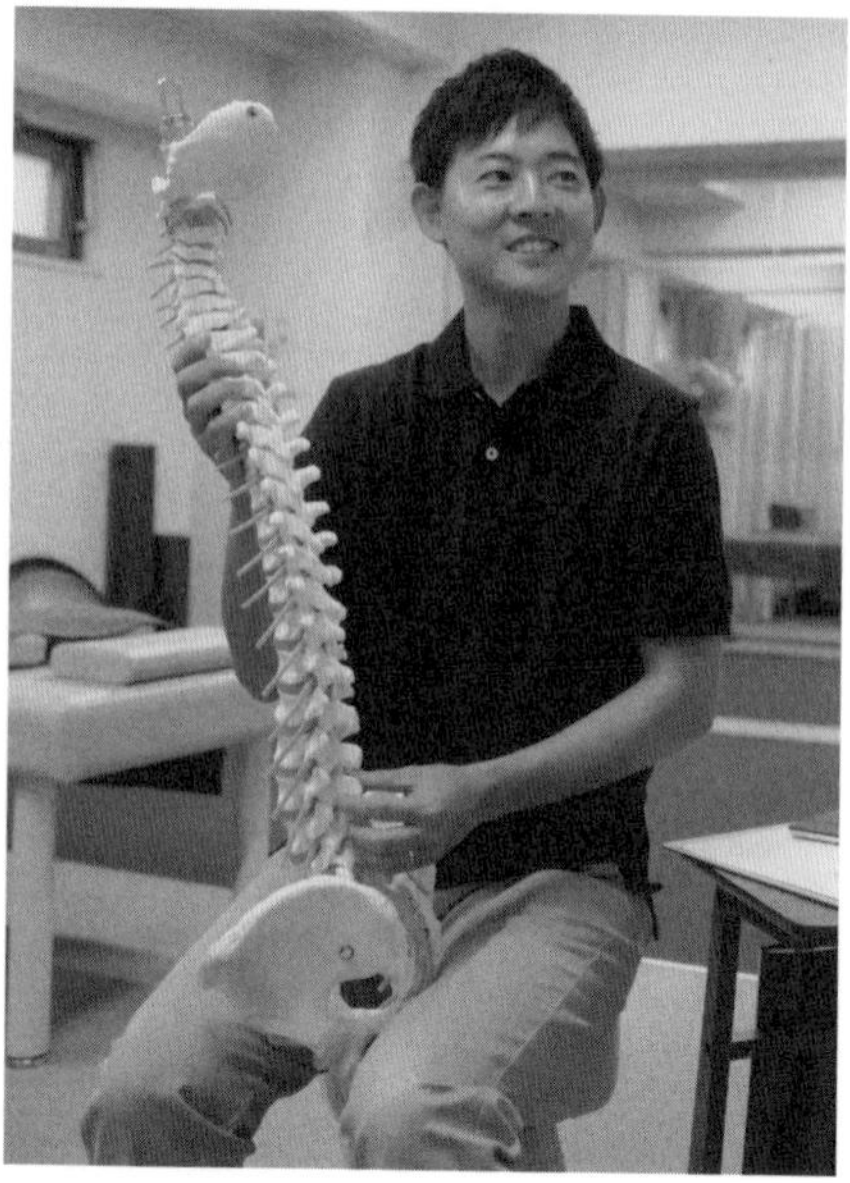

スポーツトレーナーとともに鍼灸・マッサージ師の資格も持つ菊池晴斗院長

どを主に行う職業ですが、治療行為は禁止されています。起こったことへの処置までというトレーナーの限界を考えたとき、治療行為が行える資格も取得しようと考えました」

と語る。ところがAに対してはB、Cに対してはDと明確な答えがあった西洋医学を基本とするトレーナーと、東洋医学の鍼灸・マッサージでは考え方が大きく異なる。

「当初はいわば明確な答えがない東洋医学の考え方に戸惑ったというのが正直なところです」

と笑う。しかし、西洋医学と東洋医学の両方からのアプローチができることは、今となっては菊池院長の大きな強みとなっている。その知識と技術を用いて、卒業後は前述のアルティメット日本代表チームトレーナーなどスポーツチーム、スポーツジム、スポーツジム内の治療院、訪問治療など、幅広く活動を続けてきた。

そして、2018年9月に『こはる堂』を独立開業。アルティメットをはじめとするアスリートはもちろん、下は5歳から上は92歳と幅広い年齢層の患者さんが訪れる治療院だ。

トレーナー経験を活かした身体の使い方を指導するトレーニング

トレーナーとしてアルティメットの世界大会などの現場に出ていた十数年は、菊池院長にとってかけがえのない時間となった。

鍼灸・マッサージ師として治療院のみの経験しかなければ、来院する患者さんの不調に対して、ただただ治療するだけになっていたかもしれないと語る。

「治療家として不調の原因を探るために、身体の使い方や動きを観察し評価する経験値は、トレーナー時代に多くを学び、身につけられたと思っています。身体の使い方の指導は私の治療家としての最も大切な軸となる部分でもあります」

スポーツの現場において、一般的に可動域（柔軟性）が広ければ広いほど良く、ケガをしにくいと思われがちだが、菊池院長の見解はこうだ。

「実は、可動域が狭いにもかかわらず、まったくケガをしないケースもあります。身体をコントロールして使いさえすれば、ケガをしません。逆に可動域が広いにもかかわらず、身体をコントロールできない場合はケガをしやすい、というのを目の当たりにしてきました」

身体の使い方を指導するのはトレーナーの役割。同院でもこの点はしっかりと活かしているという。トレーニングスペースは運動に適した踏み心地の良い人工芝を採用しているのも菊池院長のこだわりだろう。不調で来院した患者さんは治療を終えると、トレーニングで身体のメンテナンスをするというケースが多いという。

このように同院では、治療だけでなくトレーニングを通じ患者さんの不調の改善に努めているが、「自分の身体をコントロールできる」身体を作ることを最終目標としている。

産前ケアとトレーニングの大切さを実感した出来事

もともと、産後ケアである骨盤矯正やトレーニングは行っていたが、菊池院長が産前ケアにも注力するようになったのは、ある患者さんとの出会いだった。

身体作りのために通院していた患者さんが妊娠し、そのまま産前産後ケアまで続けていくことになった。妊娠中の不調はなく、出産も非常に楽な安産だったという。産後ケアも特別な、かつ長期的な施術は必要ないほど元気で、楽しみながら育児をしている様子を目の当たりにしたという。

「産後ケアで来院する患者さんが多いので、出産後は不調があるのが当然だと思っていたのですが、産後ケアの必要がほとんどない方がいることに驚きました。私の妻も同様に産前からケアとトレーニングをしていたのですが、やはり産前産後のトラブルはありませんでした。個人差はあるとは思いますが、特に産前ケアが大切なのだと実感しました」

産後ケアのために来院する患者さんは、身体がダメージを受けていて、かなり追い込まれた状態にあるケースが多い。その状態のまま育児をするとなると、身体へのさらなる負担は火を見るよりも明らかだろう。

「患者さんの多くは、産後ケアのために来院されます。〝産後の骨盤矯正〟という言葉がひとり歩きしてしまい、『産後は骨盤矯正をしないといけない』と考える人は多いと思います。でも、産前からきちんとケアを行えば、身体のゆがみも少なく、産後ケアも最少限で済みます。何より元気で楽しく育児ができる。このことがあまり知られていないのはとても残念なことです」

同院では、産前から骨盤矯正・鍼治療・トレーニングなどを行い、身体の状態を良くしておくが、そうでない人は身体がゆがんだ状態で筋力も少ないため、さまざまな不調が起こるケースが多いという。骨格を整えた上で筋力をつけることが大切になってくる。筋力がないと、正しい位置に骨格を戻しても支えきれず、すぐに元に戻ってしまうため、骨盤を前に出して、腹筋の力を抜くといった具合に本人にとっては楽な姿勢を無意識にとってしまうのだ。しかし、

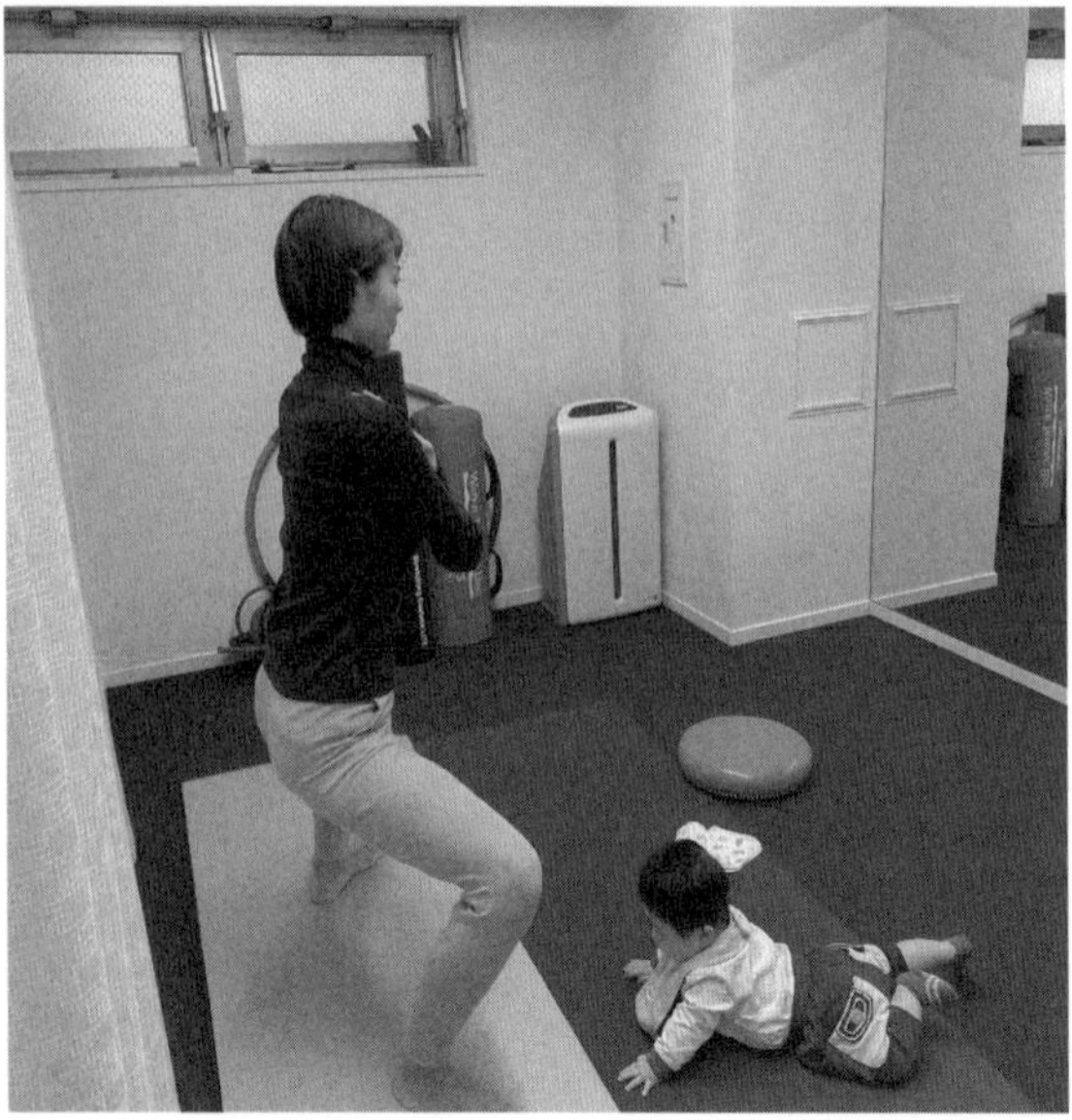

パーソナルな空間のため、産後ケアでは子連れでも安心して通うことができる

これは本来、身体にとっては正常ではない状況で、関節も筋肉もうまく機能しなくなってしまう。

「本人は楽でも、身体は悲鳴を上げている。そこのギャップを埋める必要があります。筋力を維持して正しい支え方をすると、身体はすごく楽になることを理解してもらいたいですね。妊婦さんにとってはなおさらです」

もちろん出産のためにすべての妊婦さんの筋力は低下する。それでもやはり、産前ケアのあるなしで、筋力はもちろん身体の動かし方などに大きな差が生まれるという。

また、産後はお尻が垂れる、お腹回りが締まらないなど、産後の体型の悩みで来院する患者さんも多いが、

「筋力トレーニングなしで、骨盤や骨格を正しい位置に調整するだけで変わる人もいます。これは骨格を正すと筋肉を使わざるを得ないということです。骨格を正しい状態にすれば、歩くだけでも筋肉を使う部分が以前と変わってくるのです。お尻やお腹の大きな筋肉が正しく使えるようになり、相乗効果で減量・体型の悩みも解消していきます」

マンツーマンでのオーダーメイドの施術&トレーニング

ここで同院の施術・トレーニングの流れを簡単に教えてもらった。

まずは問診からスタートする。来院時の症状はもちろん、日常生活をどのように送っているのかが大事になってくるという。

「例えば、飲む水の量。水分不足になると、血液の循環がうまくいかなくなります。施術やトレーニングを通じて、身体が本来持っている機能をしっかり働かせることが大事なのですが、材料がなければ身体はうまく動きません。身体の機能を取り戻すことにプラスして材料がしっかりとれているのか、その材料が何なのか、食生活まで丁寧に聞いていきます」

水分補給は水でとるのが基本と菊池院長。コーヒーやお茶は嗜好品であり、水分補給には適さないという考え方だ。1日に必要な量は、30ミリリットル×体重が目安。体重50キロの人なら1・5リットル。患者さんからは「そんなにたくさん!?」と驚かれることが多いという。

このほか、日常生活で立っていることが多いか、座っていることが多いかなどの点や、仕事内容まで把握する。

次に行うのが全身の写真撮影だ。正面、後ろ、両横からの4枚を撮り、客観的に身体の状態を見る。その写真では、立った状態での身体のゆがみを確認する。また、寝た状態では、股関節や骨盤、肩甲骨などのゆがみを確認する。

「身体のゆがみがあるということは、周りの筋肉、関節がしっかりと機能しません。また、背骨の脇にはさまざまな神経がたくさん通っているため、神経の働きも滞ります。これにより交感神経と副交感神経のバランスがうまく保てなくなり、自律神経系のさまざまな不調が出てくるのです」

さらに、不調の原因を探るために、整形外科的なテストを行う。患者さんの身体に触ったり動かしたりしながら、問題は神経にあるのか、骨なのか、じん帯なのか、筋肉なのかを評価していく。その結果、重篤なものは専門の医師へとつなぐことも徹底するという。

その後、患者さんの日常的な身体の使い方を把握するために、スクワットや、仰向けで両膝を立ててお尻を上げるなど、基本的な動作を何パターンか患者さん自身にしてもらいチェックする。これらの動きを観察することで、日常的に身体のどの筋肉を中心に使っているのか、動かす際の癖があるのかなども把握していく。

この結果をみながら、腰痛であれば、どうして腰に負担がかかっているのかを導いていくというのが菊池院長の考え方だ。

「身体を動かす際の癖というのは、骨格のゆがみに起因してそのような動かし方になっている患者さんもいれば、骨格は正しいが動かし方が正しくないというケースもあります。身体の動かし方と骨格の双方を把握したうえで、まずはどの部分に対処をするのかなど、治療の方針、優先事項なども決定します」

これらを踏まえ、カウンセリングを行い、施術の方法、アプローチ方法、通院頻度や治療期間などを伝え、施術・トレーニングとなる。期間については、

「身体のゆがみや筋力量などが関係してきますが、早くて3か月から6か月を目安と考えています。骨格を正し、周りの筋肉量が増えるのにそのぐらいの期間は必要です。また、日常生活での身体の動かし方や癖もその期間で変えてもらいます。日常生活習慣は1週間、2週間では絶対に変わりません。日常生活の正しい動きを脳に確実にインプットしなければ、以前の動きに戻ってしまいます。その脳にインプットさせるための期間としても最低3か月は必要なのです」

さらに同院ではマンツーマンで菊池院長が治療にあたる。患者さんごとに最終的な目標を設

定するが、一足飛びにそこに到達できるわけではない。まずは、きちんと身体のゆがみを整えることが大切だ。そののち、身体を支えるための筋力トレーニングをスタートする。自分の身体がコントロールできるようになれば、メニューやアプローチを変えたトレーニングへとステップアップしていく。つまり、菊池院長オリジナルのオーダーメイドのメニューをそれぞれの患者さんに提供しているということだ。日頃からトレーニングメニューを考えるのが好きだという菊池院長。決まったトレーニングメニューを繰り返すという治療院やジムも多いが、バラエティ豊かなメニューも同院の特徴だろう。

「患者さんから、『院長のトレーニングメニューは飽きなくて良い』と言われたときはうれしかったですね」

と菊池院長も笑みをこぼす。

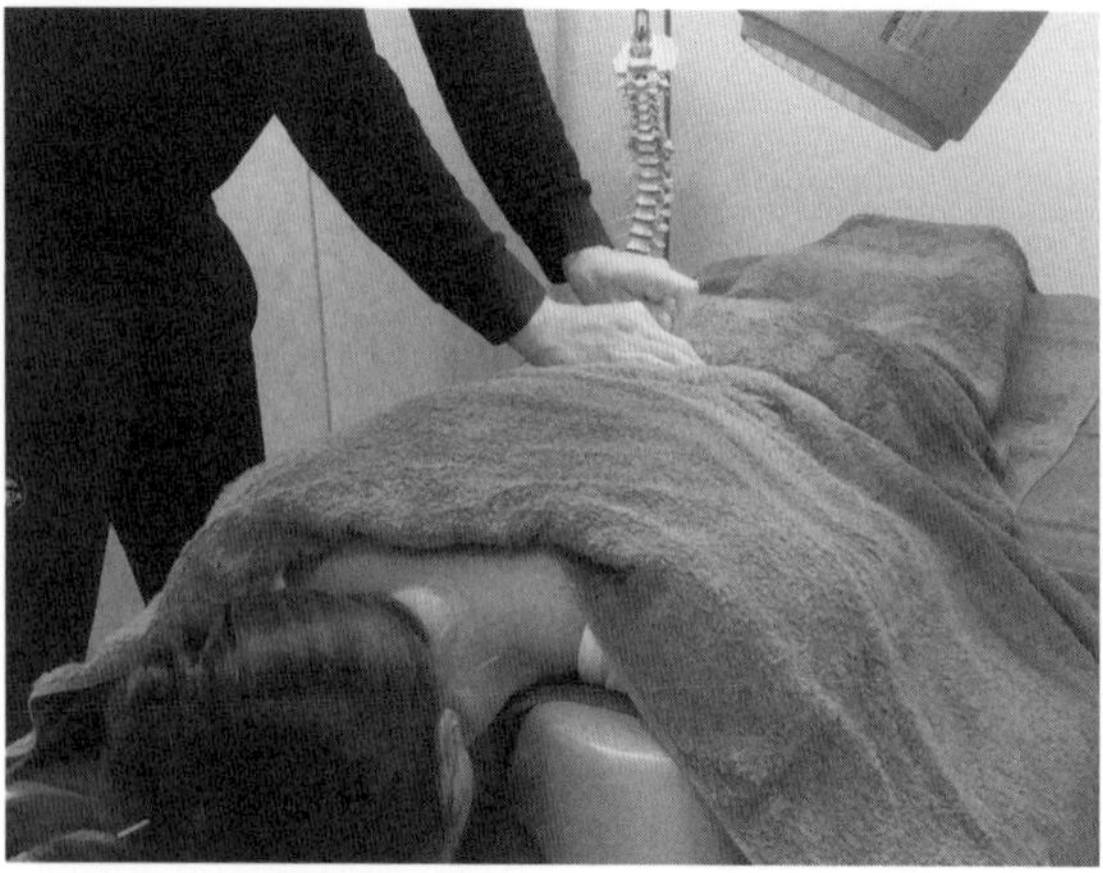

産前ケアでは鍼灸での不調改善も。刺さない「てい鍼」での治療の希望にも応じる

治療を繰り返すのではなく根本治療を目指す

医者や治療家、トレーナーに身体のケアを任せきりにすると、楽ではあるが、痛みなどの不調やケガは一時的にその症状を改善することに留まる。菊池院長は、自分の身体のことを患者さん自身がきちんと把握し、何が原因で、どうすればよいのか、何を変えていかなければならないのかを導いていく。このため、同院はずっと症状を抱えたまま、通い続ける場所ではないということだ。

「集中的に治療を行うのは一定期間で、その後はメンテナンスに切り替えたい」

と語る菊池院長。治療を半永久的に繰り返す対症療法ではなく、根本治療が菊池院長の治療ポリシーなのだ。もちろんその後、メンテナンスで月1回、トレーニングで身体を作るなど、患者さんの希望に沿ってメニューを提供している。

最後に菊池院長に今後の展望を伺うと、

「まずは産前ケアの大切さを広めていくことを第一に考えています。産前ケアがしっかりできていれば、出産も産後も楽になるということを多くの女性に知ってもらいたい。また、現在でもパーソナルのトレーニングは希望に応じてオンラインでも行っていますが、産前産後ケアに通えない患者さんのためのオンラインでのメニューも充実させていきたいですね。遠方の方は

トータルボディケア　こはる堂（東京都目黒区）

もちろん、時間に制約があり通えないという妊婦さんもいると思います。グループレッスンになりますが、画面はオフにしても良いので、部屋のなかや家での服装なども気にする必要がなく参加できます。そして、すべての人を身体的にも社会的にも精神的にも健康に導いていくお手伝いを続けていきたいです。将来的には、子どもと高齢者（保育と介護）の複合施設や、栄養指導を形にできる食堂施設なども作りたいですね」

と意義ある目標を語ってくれた。

（取材・文／松岡）

―― 産前産後の母体を整える神ワザ治療院10選 ――

紅林格院長
ココカラダ治療院
（東京都港区）

全身のバランスを診て本当の原因を探る独自技法
〝紅矯正術〟で身体を良くするのはここからだ！

カイロプラクティックを学び、独自の技法を習得

「私、立ったままでいいですか？　そのほうが楽なんで！」

取材を始めようとすると、紅林《くればやし》格《いたる》院長は開口一番、そう言った。思わぬ提案に驚いたものの、こちらはメモを取るため椅子に座らせていただく形で取材が始まった。

「身体の状態が良い人は立っていても全然問題ないです。長く立っていてつらいのは身体が崩れているからなんです。私が良くした人は立っているほうが楽になります」

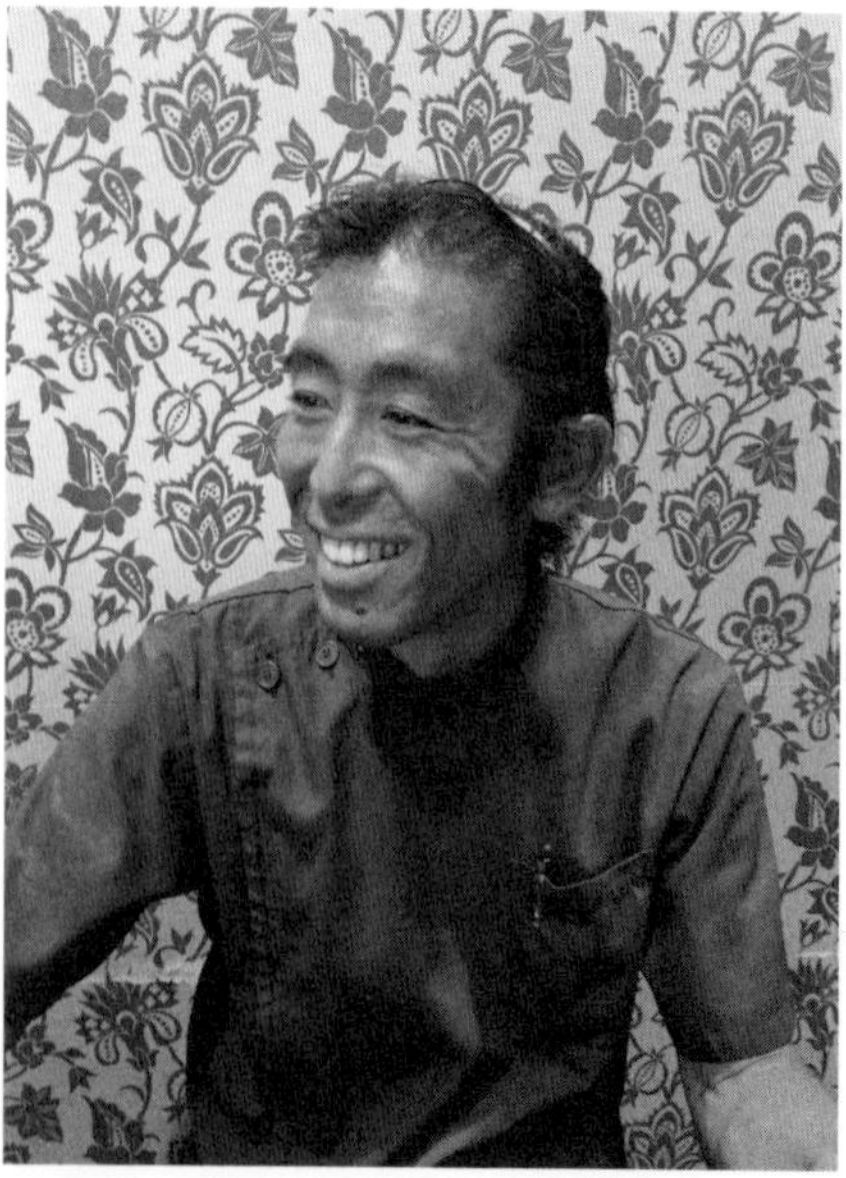

寿司職人からスタートし、紆余曲折あって整体師の道を究めた紅林格院長

そう語る紅林院長が営む『ココカラダ治療院』は、東京でも有数の繁華街・六本木の有名交差点のすぐそばのビルの5階にある。日に焼けて褐色に染まった肌にオールバックの髪を後ろでまとめた姿は、まさに六本木の頼りになる整体師といった雰

囲気である。とても還暦を過ぎているとは思えない若さと精悍さだ。

まずは、紅林院長が六本木に治療院を構えるに至った経緯から説明したい。

紅林院長は高校卒業後、地元の東京・東村山の寿司店で働き始めた。寿司職人を目指したのだ。築地の寿司店で働いていたとき、母親が倒れた。その看病とリハビリの役に立つようにと一念発起して整体師を目指し、昼は専門学校に通い、夜は寿司店で働きながら首席で卒業する。

幸い母親は健康を取り戻し、紅林院長もカイロプラクティック院で働き始める。だが、院長から知識を吸収しようとしても、感覚的な答えしか返ってこない。悶々とした日々を送っていたある日、6年制の医科大学の授業を再現した通信制のカリキュラムで学ぶカイロプラクティックの学校ができると知人から教えられる。説明会に参加した紅林院長は、疑問にすべて理論的に答える学長の姿に大きな感銘を受けて、その学校で学ぶことを決める。

そこではカイロの技術以外に、解剖学はもちろん、老人科学や生化学など医師が学ぶ基礎医学も学びながら、患者さんの身体をどうすれば良くなるのか研鑽に努めていった。

「入学してくるのは鍼灸師や柔道整復師、理学療法士などさまざまで、それぞれのバックボーンが全然違うんです。ですから、具体的な治療法よりも、身体に何が起きているのか、こういう症状を起こす問題は何かという診断力をつける点に重きが置かれていました。原因さえ分かれば取り去る方法は千差万別でいいというわけです。その教え通り、私は自分が一番良いと思うものを取り入れてきましたから、自分オリジナルの方法ですし、今も進化しています」

患者さんが治ったら通わせないのがポリシー

患者さんを本当に治すにはどうしたらいいか、そのために紅林院長は仕事の傍ら、さまざまなセミナーに足を運んだ。その中で感銘を受けた一つに「構造医学」がある。

構造医学とは、NASA（米航空宇宙局）の高エネルギー研究に携わった日本人が提唱した理論である。そもそも人間の骨は二本足で重力に対抗して歩くためバランスが取れた構造になっている。しかし、現代社会の中で無理な姿勢ばかり取っているためにそのバランスが崩れ、身体の各所に不調が現れるという理論である。つまり、痛みを取るということは、身体全体の骨と筋肉、関節をすべてニュートラルでバランスの良い身体に戻すことなのだ。

「腰痛、肩こり、膝の痛みなどは西洋医学の対症療法では治せません。なぜなら、痛くなった原因は別のところにあるからです。私は、全身のバランスを見ていく中で本当の原因を探し、その原因を取ることで痛みを治します。ですから、腱鞘炎でいらっしゃっても、外反母趾でいらっしゃっても、全身を診ます。全身を診ないと本当に治すことはできません」

後に〝紅矯正術〟と呼ぶようになるオリジナルの技法を完成させたのは45歳の頃だが、その間、蒲田に治療院を開くも長続きせず、築地市場で働いたり、トラック運転手をしたり、お台場の巨大温泉施設のマッサージ師をやったりと苦労が絶えない日々が長く続いた。ようやく、当時、働いていたマッサージ院の院長が引退するのを機に店を引き継いで経営者となり、名前をココカラダ治療院に改めたのは2017年4月のことだった。

「本当はココダカラダにしたかったんです。〝ここだ、身体治すのは〟みたいな（笑）。でも、語呂が悪いと言われてココカラダにしました。〝身体を良くするのはここからだ〟という意味を込めて、心も身体も良くするというイメージです」

　そんな紅林院長の治療のポリシーは通わせないことで、3回程度の施術で痛みが取れて、再発する可能性も低いのが自慢でもある。よく言われる治療家が抱えるジレンマとして、完全に治してしまえば患者さんは減る一方で、紅林院長自身、蒲田の治療院をそれで潰してしまったそうだ

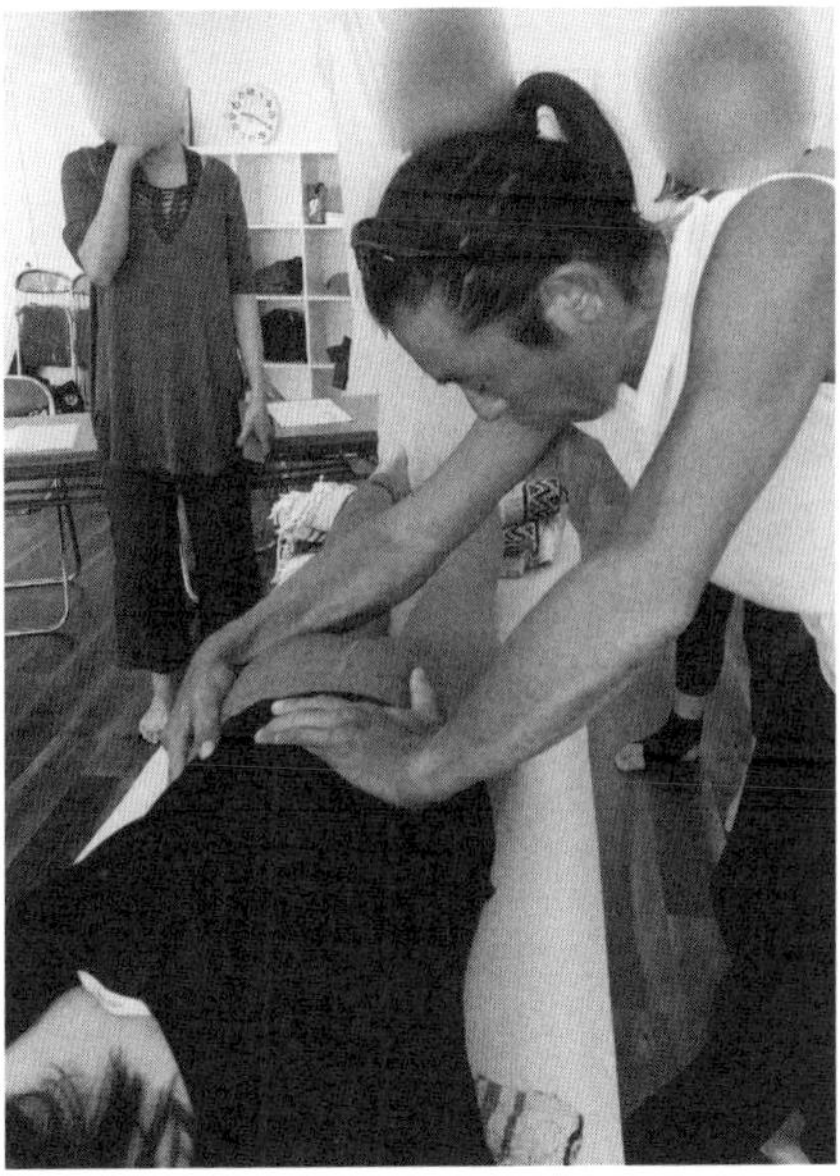
紅矯正術を教える〝総代〟で、生徒たちにテクニックを伝授する紅林院長

が、今は違う。その理由は口コミだ。約3回の施術で治った患者さんが、今度は不調を抱えた友人や知人にココカラダ治療院を推薦してくれるのだ。

一例を挙げると、最近、アメリカ在住の日本人女性が突然訪ねてきた。10年ほど前からひどい股関節痛に悩んでいて、手術が必要になったという。しかし、アメリカは医療費が高い。日本で手術を受けるため帰国した。その際、昔なじみの美容院に寄ったところ、美容師から「手術するよりいい方法があるよ」と言われ、ココカラダ治療院を紹介されたというのだ。

そして、紅林院長の施術を3回受けたところ、すっかり症状が良くなり、手術せずに済んだという。その女性は3か月後、再び海を越えて紅林院長を訪ねてきた。

「××万円かけて先生に会いに来たよ、って彼女は言ってましたよ」と紅林院長は笑う。

予定日過ぎた妊婦さんも施術5時間後に無事安産

ある日、ココカラダ治療院を友人から勧められたという女性が来院した。勧めた友人というのは以前、ひどい腰痛で来院した女性だということを紅林院長も覚えていた。その友人女性は、長いこと不妊治療を続けていたにもかかわらず妊娠できなかったのだが、紅林院長の施術後、ほどなくして妊娠できたというのだ。それを聞いて、紅林院長は当然のことと納得した。

「身体のバランスが崩れると、当然、機能も低下します。骨や筋肉のみならず内臓機能も落ちているわけで、逆に身体全体のバランスを整えれば機能も正常に戻ります。女性の身体であれば不妊も例外ではなく、子宮周辺の内臓機能が正常に戻って妊娠できるんです」

そして、腰痛が良くなって妊娠した女性が周囲の不妊に悩む人にもココカラダ治療院を推薦してくれたことから、その後、赤ちゃんを授かりたいという女性が一気に増えた。某大手航空会社のキャビンアテンダントの方々がひっきりなしに訪れることもあるそうだ。

不妊に悩む女性が無事に妊娠できたら、妊娠中も紅林院長に全身のケアをしてもらいたいと考えるのは自然な流れで、その後は妊婦さんの身体も診るようになっていった。

するとある日、一人のお腹の大きな患者さんが訪ねて来た。

足がむくんでしまってつらくて我慢できない、こんな状態では出産を迎えられないからどうかお願いしますと頼んできたのだ。聞けば、出産予定日を過ぎても産気づく気配もないことから、3日後に入院することが決まっているという。

「先生、ここで赤ちゃん出さないで下さいね、って言われたんですけれど、いや、それは私も困りますって答えましたよ（笑）」

自身の技術に自信を持つ紅林院長は承諾した。そして、女性の身体に施術し、骨や筋肉、関節をニュートラルポジションに調整して、全身のバランスを良くしていった。その結果、足のむくみはなくなり、全身がすっきりしたことから彼女はすっかり明るさを取り戻し、紅林院長にお礼を言って帰っていった。

すると、3日後、彼女から電話がかかってきた。入院するはずじゃないのと聞いた紅林院長は、返ってきた答えに驚いた。3日前、彼女は治療院から帰って3時間後に産気づき、5時間後に出産したというのだ。もちろん、母子ともにいたって健康だった。

「その時、身体全体をある程度整えることができたら、出産の負担も減るというイメージを持ちました。いつからいつまでは治療して大丈夫だけれど、それを過ぎたらやめたほうがいいという先生もいますが、私の技術ならそういう問題とは無縁であることが分かりました」

そのことから紅林院長は、自分の技術にさらなる自信を持っていった。

治療は科学。関節一つひとつを一番いい状況にする

こうして今では不妊治療、産前ケア、そして、後述する産後ケアの分野でも悩める女性を救ってきた紅林院長だが、ここで〝紅矯正術〟と呼ばれる技術の一端を紹介したい。

最初に頭に入れていて欲しいのは、前述したように、どんな患者さんがいらっしゃっても紅林院長がやることは同じで、身体全体のバランスを整えるということだ。そのため、仮に患者

さんが不妊に悩む方でも、産前産後の不調に悩む女性でもあまり違いがない。

まず始めに問診や視診などをしつつ、紅林院長は患者さんが入ってきた時の姿勢や座り方、視線の合わせ方、受け答えの表情、問診表を書く時の書き方など一挙手一投足を観察している。それらを見るだけで8割方不調の原因が想定できるそうだが、それ以外に、実際の症状や、いつ、どんな時にどこがどういう状態で痛いかを尋ね、最終的に治療法を見立てる。

次に、その見立てが合っているかどうかを確認するため、可動域の検査や筋力検査などを行う。その結果、見立てが合っていることが分かったら施術を行う。これらは一連の理論に則っており、患者さんが「××が痛い」「○○がつらい」……と言っても、全体を見極めて、どこがどういう壊れ方をしているか診て、そうなっている理由を判断している。

「見立てというのは仮説で、治療は科学です。優れた感覚の持ち主、天性の素質のある方しかできないものではなく、誰がやっても同じ結果が出るのが科学です。同時に、私は不具合になった身体を治す修理屋です。でも、大事なのは治すのはご自身なんです。この人は足組んでるからこの形で壊れてるんだ、いつも左下で寝てるからこの形だから辛くなってるんだ……と説明して治療を行います。最後にこれからは身体のために×××してくださいとアドバイスをして、それで症状が出なくなったらもう来なくていいですよということになります」

仮説を立てたら次は施術に入るわけだが、患者さんにうつ伏せに寝てもらい、身体にある関

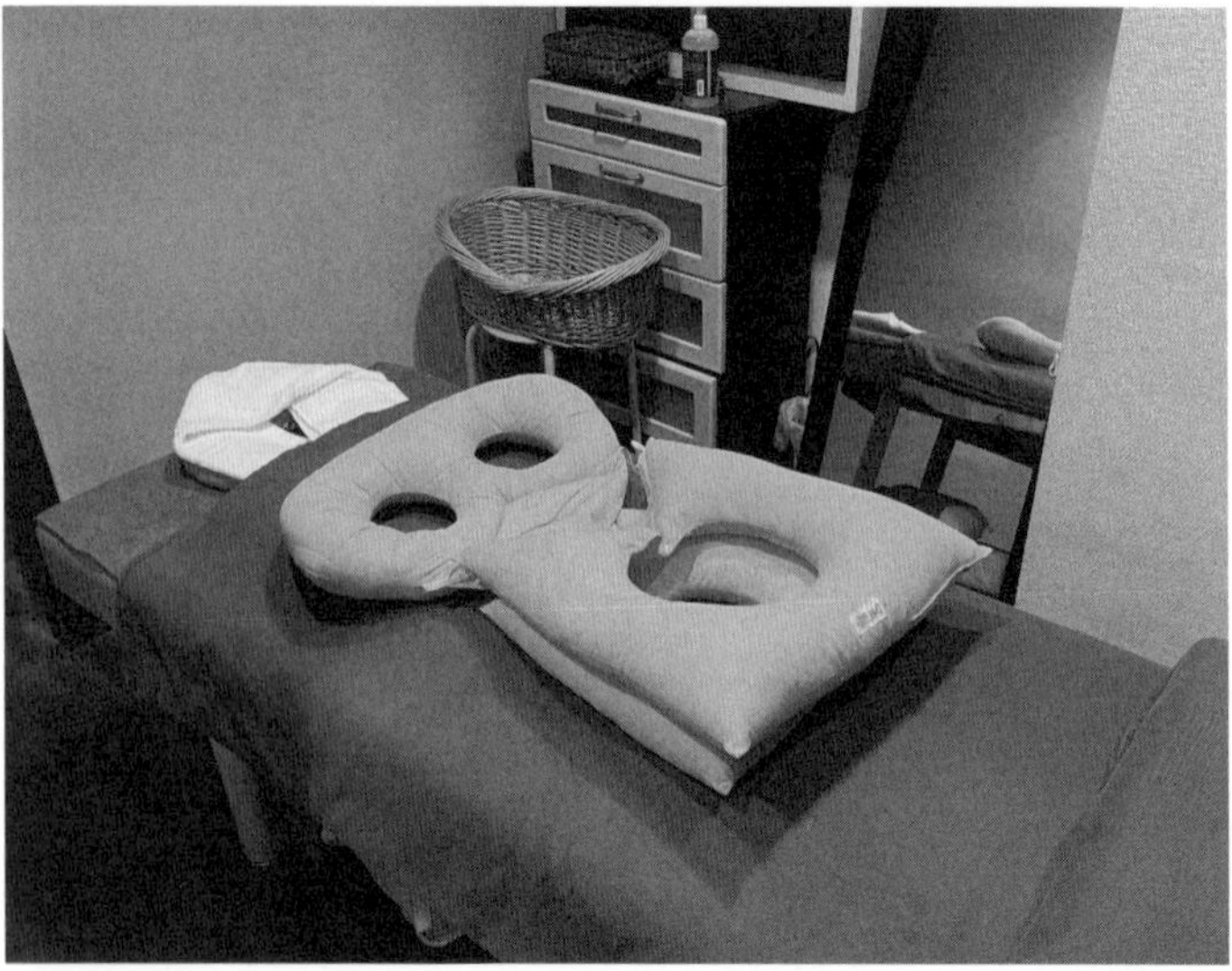

お腹の赤ちゃんが心配な妊婦さんも安心してうつ伏せで治療が受けられるよう、ドーナツのように真ん中が空いた専用クッションを使う

節一つひとつをすべて一番いい状態、つまりニュートラルポジションにする。要は骨盤から、腰椎、胸椎、頸椎……と、一つひとつ積み木のように一番良い形に骨を積み上げていくわけだ。

関節には可動域があり、その中間部分をニュートラルポジションと言う。

ニュートラルポジションで周囲の筋肉や靭帯、関節包がすべて緩んだ状態で釣り合っている。ゆがみが起きるのは関節がノーマルな状態とは違う位置にあるということで、そうなると一方は引き伸ばされ、もう一方は収縮されている。そこに緊張ができて抵抗が生まれる。その緊張を解くのが紅林院長の言うところの科学であり、また神ワザでもある。ただし、

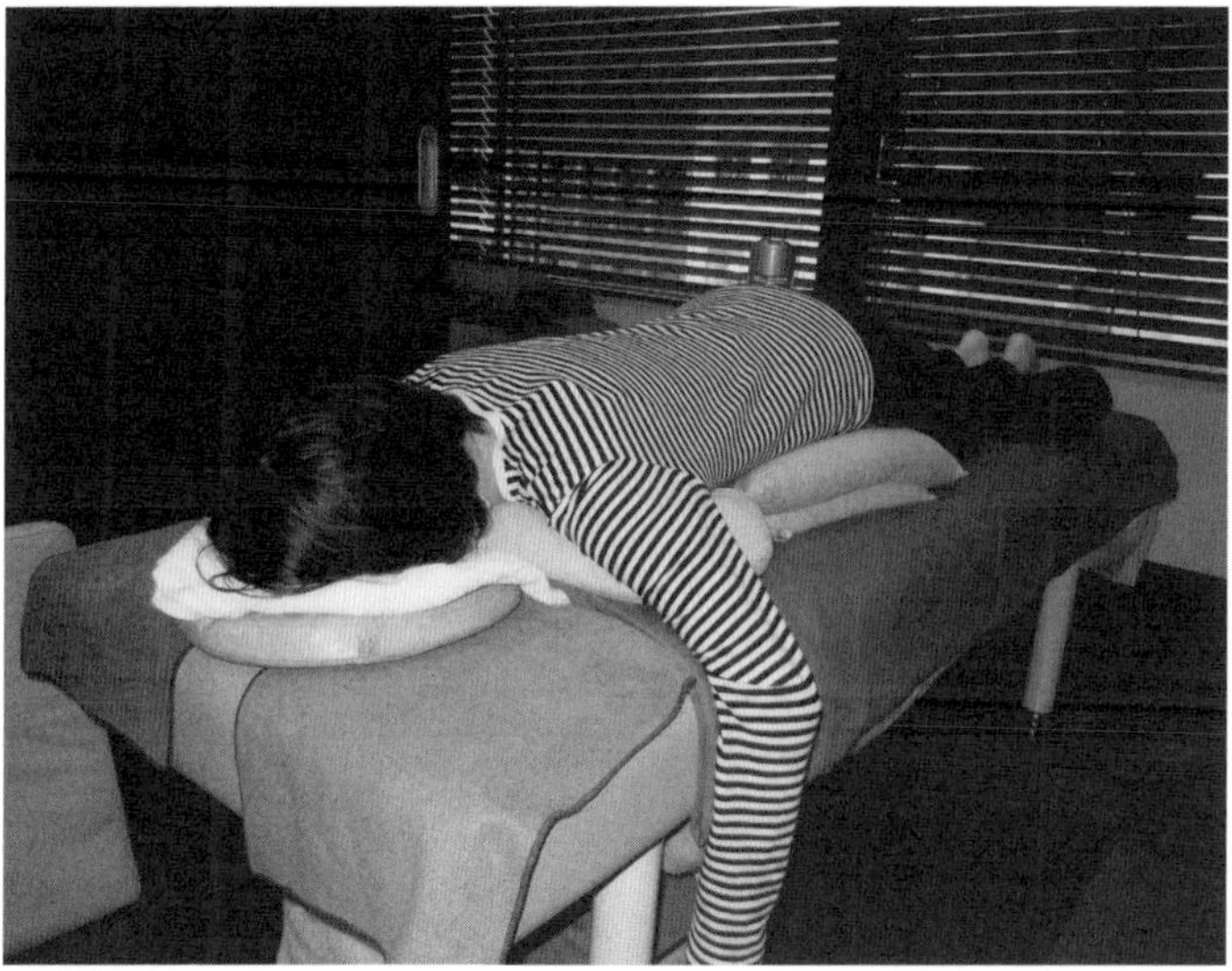

施術を受けているのは妊娠９か月の女性。臨月の場合、前半はうつ伏せで後半は仰向けで施術する

注意すべき点は関節のニュートラルポジションが人によってそれぞれ違うということだ。妊娠5か月の女性と9か月の女性では全然違うため、その人にとって一番良い状態に持っていく。

妊婦さんの場合、お腹の赤ちゃんを保護するため、前ページの写真のようなクッションの上にお腹を置いた状態でうつ伏せになってもらう。

施術の際のポイントは、強い圧力や大きな動きはいっさい必要ないということだ。

「私の手法では関節を動かすのに強い力や大きな動きは必要ありません。その原理は、関節を近づけて関節内圧を下げた状態で、うまく滑らせるようにニュートラルポジションに誘導するというものです。濡れたテーブルの上に置かれた水の入ったコップをちょこんと軽く押すと、コップはスーッと動いていくでしょう。あれに近い感じです」

それで施術は完了で、その結果、妊婦さんの不調を解消して安産へと結びつけるわけだ。

緩んだ骨盤を締めるのは早ければ早いほどいい

最後に産後ケアだが、もちろん、紅林院長の治療法に大きな変更はない。ただし、一つ留意しておくべきは、産後ケアを受けるのは早ければ早いほどいいという点だ。

一般的に産後は骨盤矯正がメインになるが、そもそも妊娠するとリラキシンと呼ばれる、骨盤や恥骨の結合部を柔軟にして産道を広げ、出産を助けるホルモンが分泌されている。その結果、出産後も女性の骨盤は広がっており、なおかつ、妊娠時に10キロ前後増えた妊婦さんの体重は、出産しても7～8キロが残っている計算になる。この状態を放っておくと子育てが苦痛になるだけでなく、その後の人生に大きな影響を与えると紅林院長は指摘する。

「昭和の時代は出産後、早めに起き上がって赤ちゃんをおんぶしながら家事をする女性が多かったから、骨盤はもちろん、身体が自然に締まっていました。しかし、今はゆっくり休む方が多いですし、電化製品が行きわたって家事も楽になったぶん、広がった骨盤がなかなか戻りませんし、体重も減りません。そうならないよう少しでも早く骨盤を締めたほうがいいんです」

だったら、家事の代わりに運動すればいいと考える方もいるかもしれないが、紅林院長は体操やストレッチ、トレーニングは、実は身体に負担をかけるのでやらないほうがいいと忠告する。「動物の動きはしなやかですけど、ストレッチしたり、筋トレしてるの見たことないでしょう。それと同じで、普段しないような運動をやるのは身体に負荷がかかるんです」と紅林院長。必要なのは適切な姿勢と日常生活の過ごし方の健全化で、ウォーキングはOKとのこと。

出産後の女性の身体は硬さが戻ってくるので、時間が経てば経つほど戻しづらくなる。紅林院長の施術から5時間後に安産した女性は、退院したその足で、家に帰るより先にココカラダ治療院にやって来た。そして、施術を受けると恥骨痛がなくなったと喜んだという。

それだけではない。妊娠前は腰痛に悩まされていたのが、出産後、紅林院長の施術を受けたことで身体のバランスが良くなり、妊娠前以上に元気になったという方もいるそうだ。

「産後って身体を劇的に変える大きなチャンスなんです！　一番重いものがなくなって、産後2週間ぐらいまでは関節もまだまだ動きやすいですから一番調節しやすい。しかも、産後矯正を受けて身体全体が締まると、とてもきれいに見えますから、美的にもお薦めですよ」

その際、出産後2週間から1か月ぐらいまでなら、産後のケアは1回で大丈夫だという。

もう一点、産後ケアで注意すべき点を教えてくれた。それは出産後によく使われている骨盤ベルトだが、その使い方には十分注意して欲しいということだ。

一般的には開いてしまった恥骨を締めるため、腰の周りに水平に巻くよう推奨されているが、それは実は間違いだという。骨盤の形を見れば分かるように、恥骨と、恥骨より上にある仙骨と腸骨を守るように、お腹側が下で背中側が上になるようお腹をサポートする形で巻くのがベストだという。それが人間が立ち上がったときの自然な骨格を維持するからだ。

「ベルトを使うなら、仙腸関節と恥骨を守るような巻き方をしましょう」

紅林院長は、最後にそうアドバイスしてくれた。

（取材・文／萩原）

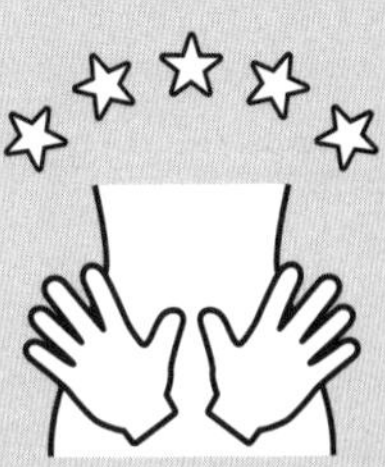

―― 産前産後の母体を整える神ワザ治療院10選 ――

清水真人院長
「本質改善」整体院 ユーテラス
（東京都新宿区）

内臓クラニアルでつわりや逆子の悩みを解消
産後はインナーマッスルを鍛えて快適に！

有名地図アプリの口コミ評価がすべて五つ星

学生の街・東京の高田馬場に、有名地図アプリの口コミ評価が五つ星のフルマーク（満点）に輝く整体院がある。日本に整体院や鍼灸院は星の数ほどあれど、数件ではなく30件以上ある口コミがすべてフルマークという治療院は極めてまれなのではないだろうか!? その実力は本物に違いないということで、訪ねたのが『「本質改善」整体院ユーテラス』である。

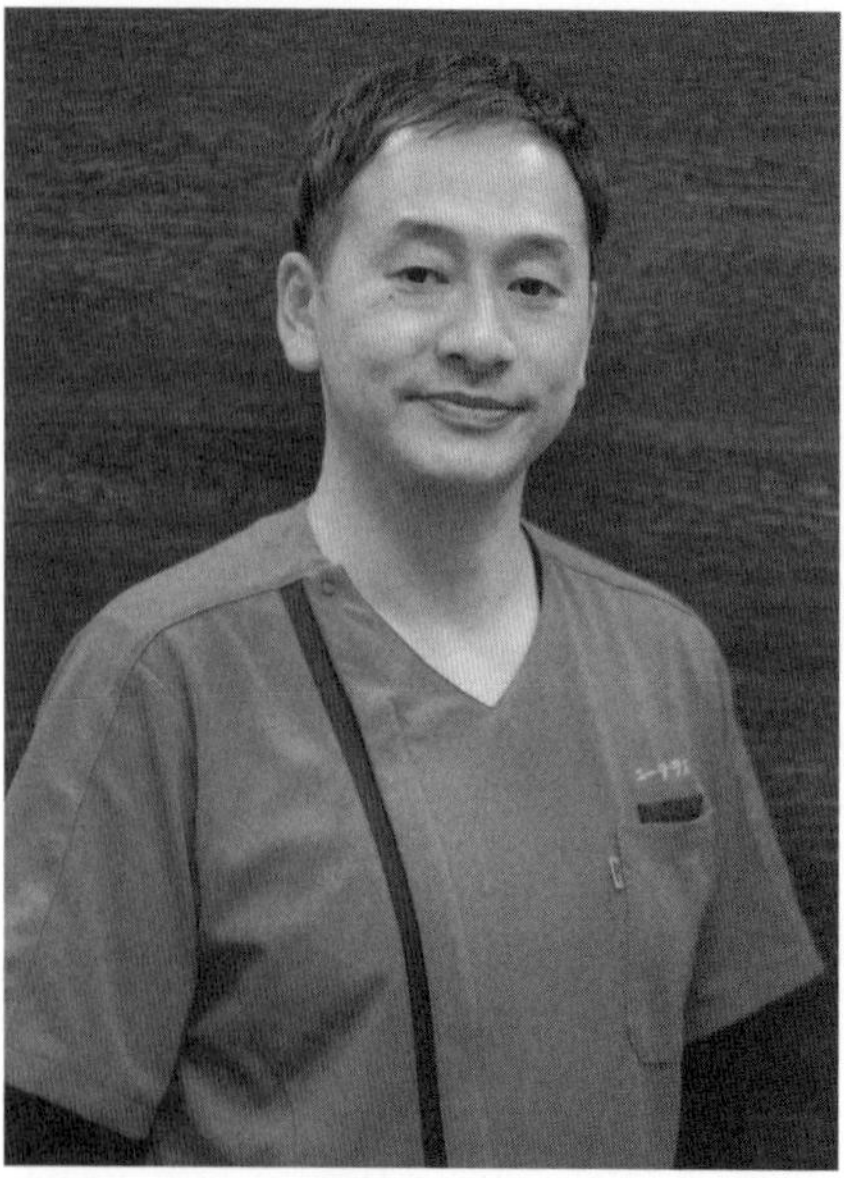

妊娠前より身体の調子が良いと言える状態を目指しますと語る清水真人院長

高田馬場駅のBIGBOX側の出口から新宿方面に向かうこと2、3分、牛丼店の角を左に曲がってすぐのビルの7階である。迎えてくれたのは穏やかな顔立ちの清水真人《しみずまさと》院長だ。院内もシックで清潔感にあふれており、女性でも安心の雰囲気がある。

「やっぱり8割から9割は女性の患者さんですから、清潔感は心掛けていますね」

新宿・早稲田の美容院を経営する両親のもとに生まれ、若いころはスリーピースバンドのボーカルとギターを担当し、作詞作曲も手掛けていたという。メジャーデビューを目指していたもののなかなか芽が出ず、30歳を過ぎたころ、ドラムスのメンバーが家庭の事情でバンドを抜けたことから清水院長自身も将来を見極める決断に迫られた。

当時交際中だった女性が慢性の腰痛を抱え、いろいろな治療院にかかっていたことや、美容師の父親が本業の傍ら指圧やマッサージをしていたこともあって、立川にあった整体の学校に通い始めた。

卒業後、治療院で修業を続けたものの——。

「治したはずの患者さんが2、3日したらまた同じ状態でやって来るんです。全く治ってないわけです。〝あ、これじゃないな〟と疑問が生まれて、もう1回学び直そうと思いました」

そして、転職した整体院で出合ったのが頭蓋骨調整法やSOT（仙骨後頭骨療法）など、いわゆる「クラニアル」と呼ばれるカイロプラクティックの技法である。頭蓋骨や脊椎の下部に位置する仙骨に手で軽く触れて脳脊髄液の流れを改善し、脳への血液供給を増やして神経や血管の機能を最適にして患者さん自身の自然治癒力を高める療法だ。

「カイロプラクティックというと、骨をバキバキ鳴らして治す治療と思われがちですが、それとは真逆の、静けさの中で施術します。患者さんを揉むわけでもなく軽く手で触れる感じで3分ほどするとゆがみが整い不調が治ります。当然、痛みは全くありません」

古来、日本では治療することを「手当てする」とも言うが、まさにその語源通り、手を当てる感じで患者さんの全身を治していくわけだ。ただし、言うは易く行うは難しで、ただひたすら手を当てて、患者さんの身体を治す微妙な感覚を磨いていったという。

この内臓クラニアルの手技は、その後の不妊治療のみならず、産前産後の患者さんに対しても変わらない清水院長の〝神ワザ〟とも言えよう。

中野智彰先生との出会いで妊活に特化した整体の道へ

清水院長は自身の施術の腕を磨いていくと同時に、整体の道で働いていく上でのビジョンを考えるようになった。今後、治療院の数はますます増えていき、将来的にはきっと価格競争になるに違いない。しかし、目指す道はそこではない、と考えた清水院長は、自分ならではの特長を生かした整体院をやりたいと思うようになった。

そんな中で出会ったのが、〝不妊ゼロ〟を目指す日本妊活協会代表理事の中野智彰《なかのともあき》先生だった。この中野先生との出会いが清水院長の運命を大きく変えることになる。

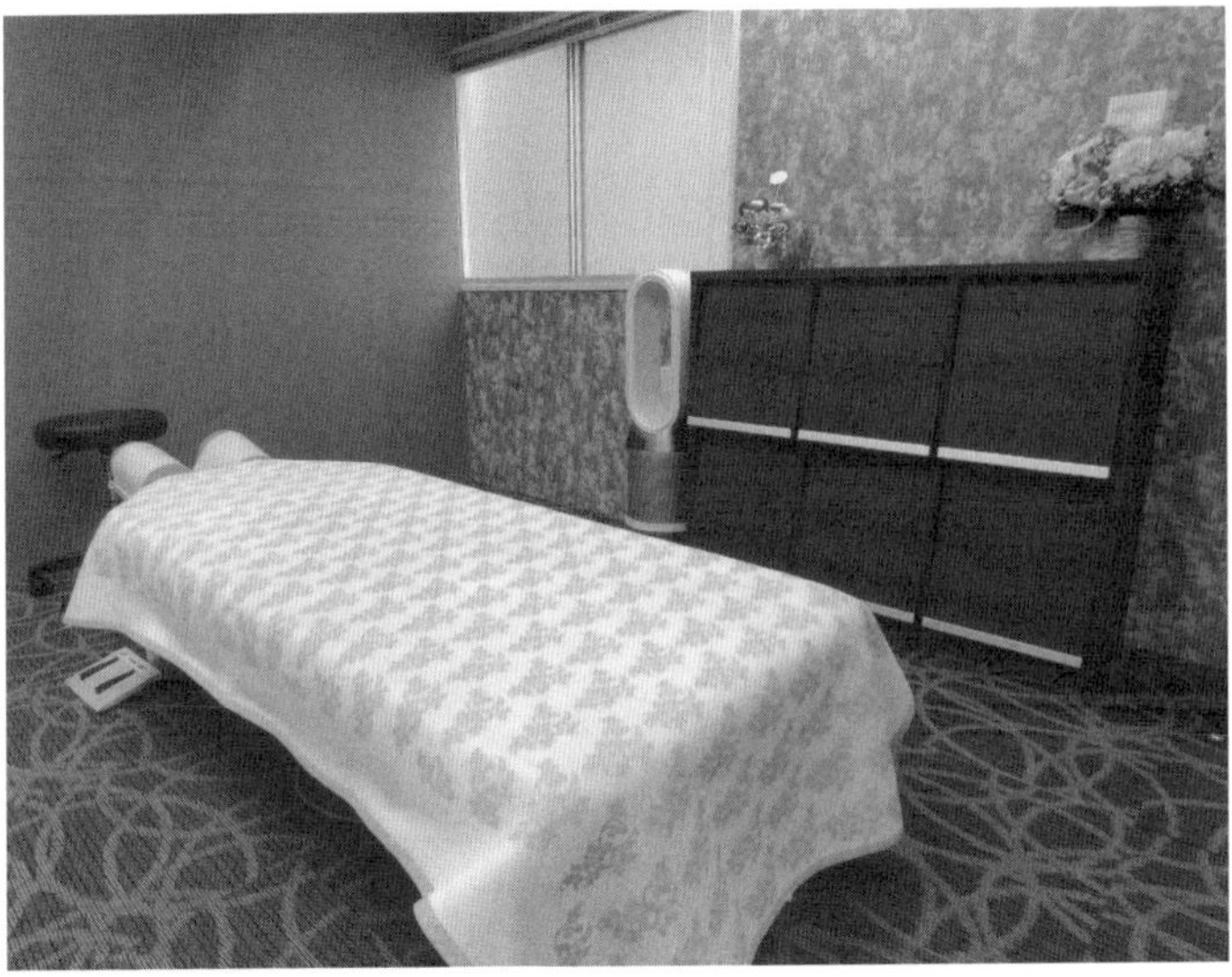
落ち着いた雰囲気の施術室。ベッド３床にスタッフ３人で施術している

婦人科の知識はほとんどなかったという清水院長は、中野先生から技術を学ぶと共に、懸命に専門知識の吸収に励んだ。その後、２０１５年に独立して「みらい整体院」という名称で開業し、２０２１年４月に現在地に移転、同年12月に現在の院名に変更した。

不妊治療の際にポイントになるのは、やはりクラニアルである。女性の身体は本来、妊娠できるようにつくられている。もちろん例外はあるものの、そうした生殖機能が何らかの理由で正常に働かなくなっているから不妊になるという仕組みだ。

そこで内臓クラニアルの手技を用いる。長年の生活で位置がずれてしまった内臓を本来あるべき場所に戻し、同時に、脳も正常な働きができるようにする。つまり、もともと女性の身体が持っている力を発揮しやすい健康な状態にすることで、結果として妊娠に結び付けることができるというわけだ。

「まずは内臓クラニアルで外側からアプローチします。でも、それだけじゃなくて、今はファスティングを取り入れていて、細胞レベルで身体を変えていきます。外側からのアプローチと内側からのアプローチの両方やっていかないと不妊を治す領域に対応できません。いらっしゃった患者さんには、ほとんどファスティングを体験してもらっています」

「ファスティング」とは聞き慣れない言葉だが、分かりやすく言えば「断食」である。

ファスティング（断食）で身体を正常な状態に戻す

清水院長は、中野先生からファスティングの効果を教わったことから興味を持ち、分子整合医学美容食育協会（ファスティングマイスター協会）で学んだ。

断食はこれまでの食生活で身体に溜まった余計なものをデトックスするのみならず、飢餓状態を作り出すことで細胞が本来持っている能力を十二分に活性化させる。

「添加物もそうですけど、人間は生まれてからずっと、さまざまな毒素を身体に取り込んでしまっています。それらは、実は脂肪に溜まるんです。脂肪がどこに多いかというと、脳と肝臓、そして女性の卵巣です。ファスティングを行うと、そうした脂肪が分解されて肝臓でエネルギー源に変わり、脂肪に溜まった毒素を体外に排出することもできるんです」

まさに良いことずくめのファスティングだが、実際にどのように行われるのだろうか。

期間は3日間。その間に摂取できるのはビタミンやミネラルが配合された専用の酵素ドリンクのみ。原液50ミリリットル弱を水で3、4倍に薄め、1日に5回飲むそうだ。

「今までの食生活、生活習慣で生きているから妊娠できない状態が続いているわけで、そこを一度断ち切らなきゃいけないからファスティングに挑戦するんです。アスリートの方や芸能人もやっているきわめて安全な方法で、ダイエット効果もあります」

清水院長自身も過去に5回ファスティングを行い、トータル15キロも痩せることに成功したという。また、ダイエット効果だけでなく、男性の精子の運動能力アップにも効果があり、妊娠の確率が上がるという。実は清水院長のご夫婦はそれまで子宝に恵まれなかったが、奥様と一緒にファスティングを実践したところ、瞬く間に赤ちゃんを授かることができた。

内臓クラニアルとファスティングで、身体の不調に悩む数多くの女性の健康を取り戻し、不妊に悩むご夫婦をたくさん懐妊に結び付けてきた清水院長。そうした努力が結実し、有名地図アプリの口コミ評価がフルマークにつながっているのだろう。

「昨年、体外受精を6回失敗した30代半ばの女性が来られて、ファスティングを2回行って8キロほど減量し、身体も内臓クラニアルで整えてきわめて良い状態になりました。その間、5か月くらい通われまして、つい昨日、『自然妊娠しました』という嬉しい報告を受けました」

ファスティングには見逃せない点がある。それは生まれてくる赤ちゃんへの悪い影響を断つことである。母親の身体に溜まった毒素をお腹の赤ちゃんに受け継がせず、健康な赤ちゃんを授かるためにもファスティングは極めて有効なのだ。

内臓クラニアル効果でつわりや逆子など産前の悩みを解消!

こうした内臓クラニアルとファスティングによって妊娠に成功した患者さんは、妊娠した後も清水院長のもとを訪ねてくるが、清水院長から一連の施術を受けて妊娠した患者さんは、腰痛や股関節痛、恥骨痛、脚のむくみなど、一般的な妊婦が悩んでいる身体の不調がきわめて少ないそうだ。

何より、妊娠時の悩みの定番ともいうべき「つわり」に歴然とした差があるという。つわりがあってもさほど重くない方が多く、中には全くつわりがない方もいる。

「つわりは、身体の中で高山病が起きているのと同じような状態なんですよ」と清水院長は説明する。高山病と同じで呼吸が浅く酸素摂取能力の低下から起きてしまうそうだ。

呼吸が浅くなる原因は、妊娠してお腹が大きくなり、背中を丸めるような姿勢になって、胸郭と肺が圧縮され、深い呼吸ができないためだそうだ。つわりで悩む妊婦さんに内臓クラニアルを施術すると、しっかり胸郭が開くだけでなく、横隔膜を緩めて柔らかくしてあげることで深い呼吸ができるようになり、その結果、つわりが軽減するという。

ここで、清水院長の施術方法を説明すると、まずは患者さんに問診をした後、不調の原因をO《オー》リングテストで判断する。Oリングテストとは、患者さんの親指と小指で輪（O）を作り、その輪に清水院長が両手の指を入れて開こうとすると、指を開かせまいと抵抗する患者さんの指の力の強弱によって、内臓の異変や損傷部位の特定を行うというもの。

Oリングテストで不調に陥っている内臓が分かったら、今度は仰向けに寝ている患者さんの身体に手を当てて調整する。それで内臓が本来の位置に戻り、身体は正常な働きを取り戻す。

ここでもう一つ驚いたのが、妊婦さんが内臓クラニアルを施術されて内臓が本来の位置に戻ると、妊婦さん特有のプクンと突き出たお腹がスッキリするということだ。

次ページの写真を見てもらえば一目瞭然だが、上のように下腹部が突き出た妊娠35週の女性の体型が、清水院長の施術後は下のようになめらかな腹部になる。

「妊娠はつらくて当たり前じゃないんです。施術することで、いわゆる妊婦という体型ではな

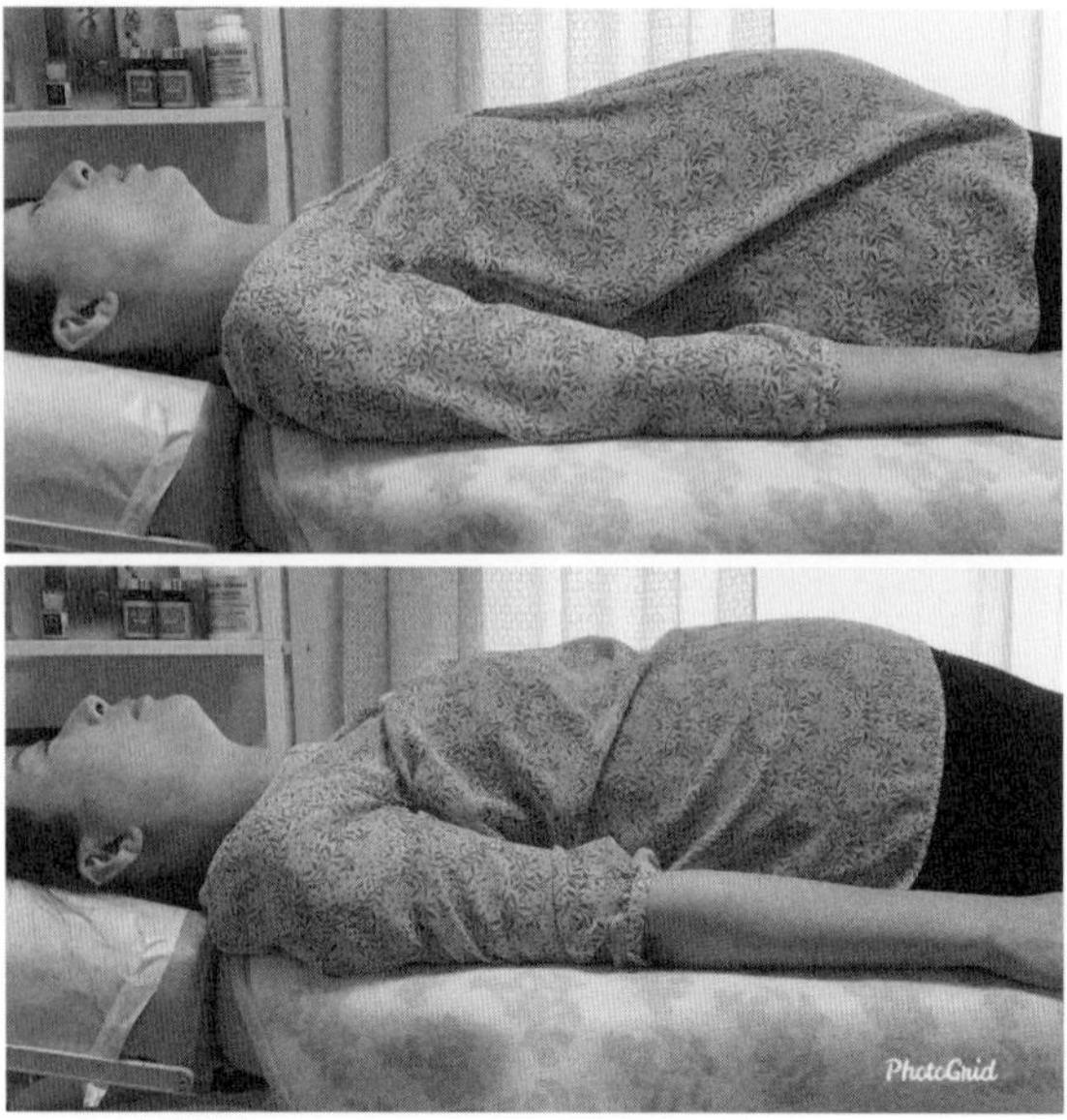

上が施術前で、下が施術後。お腹がすっきりして動きやすくなり、快適な妊娠生活が送れる

くなりますし、行動も楽になります。妊娠前と同じくらいの速度で歩けるようになりますから、一緒に歩いているご主人に驚かれたとおっしゃる患者さんもいるくらいです。先日、いらした助産師の妊婦さんも身体が全然違うってすごくびっくりされていました」

　誰もがイメージするお腹が突き出た妊婦さんの姿は実は良くない姿勢で、内臓が下がっていて子宮が圧迫されており、スペースがなくなったことで赤ちゃんは前に出るしかなくなっているのだという。

「お母さんの状態が良くないと赤ちゃんも居心地悪いです。お母さんが楽な状態を作ると赤ちゃんも楽なので、そこを目指しています」と清水院長は話す。

しかも、この驚きはまだ終わらない。内臓を調節することによって、妊娠時の大きな心配の一つである逆子も治すことが可能だという。

逆子が起こる原因の多くは、前述したように内臓が下垂して子宮内で赤ちゃんが動けるスペースがなくなり、さらに、妊婦さんが冷え性を抱えていると赤ちゃんは頭を体温が高い心臓に近い方に向けるため、本来は下にあるはずの頭が上にいってしまうのだという。

清水院長が内臓調整を行って血液の循環を良くして、子宮全体が温かい状態を作ってあげれば、基本的に頭は大きいから自然と下に落ちる。赤ちゃんの首にへその緒が巻き付いているような場合を除いて、ほとんどの逆子は、週2回のペースで施術を行えば6回程度で治ることが多いそうだ。しかも、臨月に近い妊娠37週ごろでも治った例があるという。

また、妊婦さんに多い尾骶骨痛や恥骨痛なども内臓クラニアルで治すことが可能だ。たとえば尾骶骨（尾骨）痛は仙骨がゆがんでいることから、座ったときに尾骶骨が床や椅子に当たってしまうことで痛みが生じる。仙骨自体を調整すると同時に、ゆがんだ骨盤を治して、下垂している内臓を元の位置に戻し、最後に仙骨を調整することで痛みが取れるという。

出産・子育てを経て、もっと大きな幸せを目指して欲しい

こうして産前の悩みが解消できて無事に出産を終えたら、今度は産後のケアとなる。

その際、よく言われているような骨盤が開いてしまったまま戻らないという悩みも、内臓調整で戻せるそうだ。骨盤が開いてしまう原因は何かというと、筋肉や靭帯のゆるみだけではなく、やはり内臓の下垂だという。だから、ここまで説明してきたような内臓調整を行うことで骨盤が本来あるべき位置に戻る。

そもそも、女性の身体は妊娠すると、出産に備えて骨盤周りの靭帯や筋肉を緩める作用のあるリラキシンと呼ばれるホルモンが分泌される。10か月かけて、女性の骨格は緩んでいくわけで、出産後、それを放っておくとそのまま戻らなくなってしまう。そこで清水院長は身体全体のボディメイクを行い、緩んだ骨格や関節を正しい位置に戻す。

たとえば、尾骨と股関節は同じぐらいの位置にあるのが正常なのだが、産後は尾骨が下がってしまい、股関節が上になっていることが多いという。それを元に戻すわけだ。

「産後調整すると、妊娠中に穿けなかったズボンが1回で穿けるどころか、妊娠前より緩くなっていることもあります(笑)。ボディメイクで見た目もかなり変わります」

もちろん、授乳期を過ぎればファスティングも産後ダイエットに効果的だという。

また、出産を経験することで腹直筋離開といって、腹直筋が縦に割れて元に戻らずに悩んでいる方も多いという。そんな女性に対し、清水院長は「ＥＭＳ」と呼ばれる高周波と低周波を複合した電気信号を身体に与える治療機器を使ってケアしている。

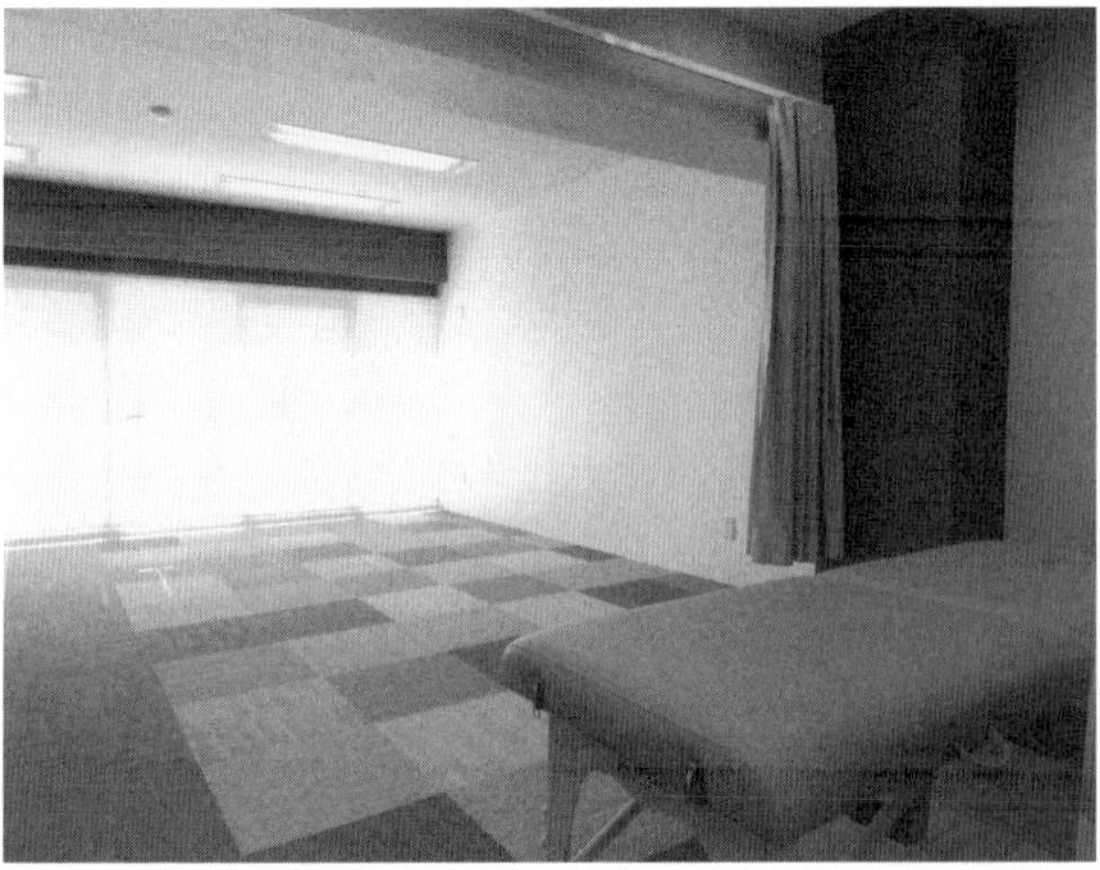

陽光が入るヨガスペースで、マンツーマンの指導を受けることもできる

このＥＭＳを使えば内臓を正しい位置に保持する身体の奥にあるインナーマッスルの大腰筋と腹横筋を鍛えて、体幹の安定性を取り戻すことができる。具体的には端子を数個、腹部につけて30分ほど寝ているだけ。それだけで、実に腹筋９０００回もの効果があるという。

「腹直筋の離開はいくら腹筋運動をやっても治りませんし、むしろ悪化します。悪化すると体型が戻らないだけでなく、尿漏れが起きたり、最悪の場合、子宮脱といって、子宮が身体の外に出てしまうこともあります」と清水院長は警鐘を鳴らす。

インナーマッスルを鍛えることで体型が元に

戻るだけでなく、赤ちゃんの抱っこも家事も楽になり、産後の悩みに多い腰痛や肩こり、腱鞘炎なども回避できる。EMSを使った産後ケアは早ければ早いほどいいそうで、モデルをしている患者さんも3か月で仕事に復帰したという。

このように、清水院長は不妊・妊娠・出産・産後とトータルで女性の一大イベントを手助けしているが、治療にあたっては、そこから先の女性の、いや、家族の人生が大きな幸せに包まれるよう願って、日々、患者さんに接している。

「子育てが楽になるだけでなく、早期に仕事復帰できるよう心掛けています。身体がつらくてご主人にきつく当たるとかがないので、夫婦関係も円満になりますからみんなハッピーです。妊娠・出産はゴールではなく一つの過程に過ぎないわけで、そこから先の人生、50年、60年ありますから、大きい意味での幸せに向かっていって欲しい。出産して終わりじゃなくて、人生は続いていくんです。そうした大きな流れの中で産前産後をサポートしています」

最後に、院名のユーテラスには患者さん（ユー）の身体や人生を明るく照らす（テラス）という意味が込められているんですかと清水院長に聞いてみた。

「はい。患者さんのこれからの人生を照らす、道標みたいな感じでしょうか。でも、それだけじゃないんですよ。英語のuterusは〝子宮〟という意味です。当院の妊活・産前・産後にフォーカスしたピッタリの名前でしょう」と笑顔で答えてくれた。

（取材・文／萩原）

―― 産前産後の母体を整える神ワザ治療院10選 ――

杉岡優希総院長
すぎおか鍼灸接骨院
（兵庫県明石市）

保育士の資格を持った職員がいる託児所を完備
患者さんファーストの姿勢でたゆまぬ〝進化〟

小児科病院のような充実した設備の明るい治療院

JR神戸線に揺られ、瀬戸内海を左手に見ながら明石海峡大橋の真下を通り過ぎ、しばらくすると魚住《うおずみ》という駅に到着する。改札を出て駅の南側の階段を降りる途中、山陽新幹線の高架の先に赤ちゃんの看板が見える。それが『すぎおか鍼灸接骨院』だ。そこから1分もしないで到着すると、まるで小児科病院のような立派な建物が建っている。

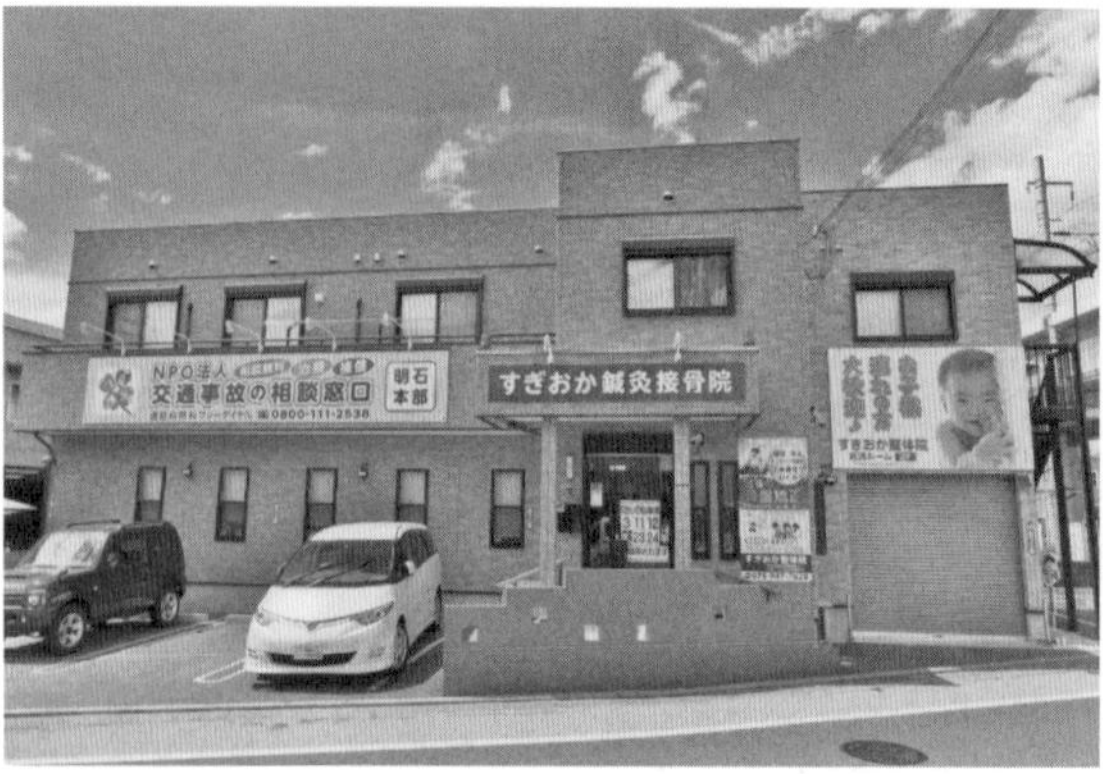

明るくスマートな外観。右手のシャッターが降りている部分が託児所

神ワザシリーズ「妊娠・出産編」に続き、2度目の対面となる杉岡優希《すぎおかゆうき》総院長が笑顔で出迎えてくれた。

すぎおか鍼灸接骨院は腰痛、肩こりなど一般的な治療のほか、不妊治療やマタニティ整体、産後矯正などにも力を入れており、近隣に住む20代、30代の女性から圧倒的な支持を得ている。その理由の一つが、託児施設を設けていることだという。しかも、院内の一角に玩具や絵本などが置いてあり、受付のスタッフが見守るだけのような簡易な形ではなく、保育士の資格を持ったスタッフが責任を持ってしっかりと預かるシステムになっている。

これは、保育士の資格を持つ杉岡総院長の奥様のアドバイスで取り入れたそうだ。

「以前は託児所は2階にありましたが、隣の建物に移しました。階上から生後間もない赤ちゃんの泣き声が聞こえると、お母さんは不安になりますからね。午前中だけの完全予約制でベビーベッドもあるので安心していただけると思います」

患者さんの気持ちを第一に考えた〝進化〟には感心するほかない。

常に患者さんファーストの哲学を持った杉岡総院長の経歴を簡単に説明すると、高校時代、野球少年だった杉岡総院長を椎間板ヘルニアが襲う。

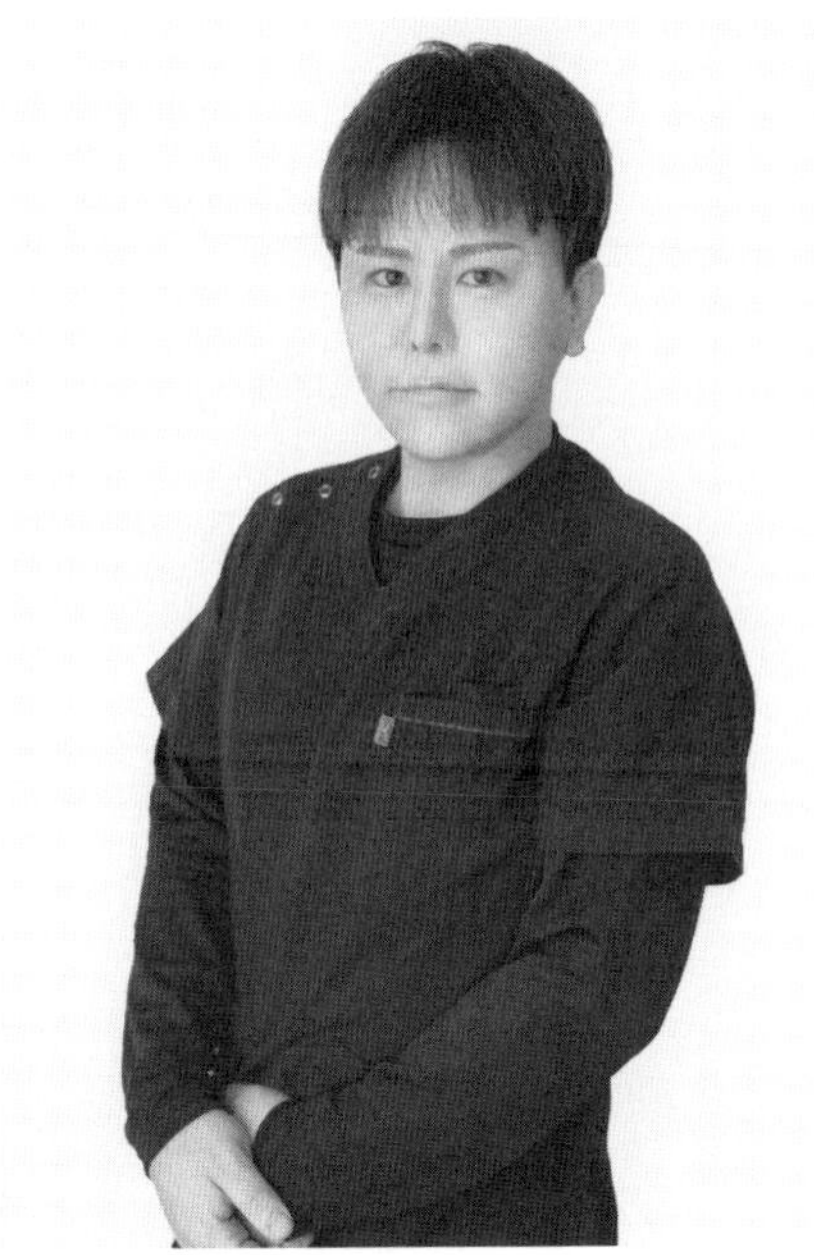
杉岡優希総院長（写真）をはじめ、国家資格を持った施術師４人と受付スタッフら総勢７人で対応している

手術を受けたものの術後の経過は良好とは言えず、片足がしびれた状態で生活にも支障を来して野球は諦めざるを得なかった。そんな中、鍼灸院で受けた治療が功を奏し、普通の生活が送れるようになったという。

それがきっかけで鍼灸師と柔道整復師の資格を取るため、大学4年のときに神戸東洋医療学院の夜間鍼灸師コースで学び、大学卒業後は柔道整復師のコースにも学んで二つの国家資格を得る。一般病院のリハビリ科でインターンなどをした後、2004年8月に開業し、2年後の8月に現在地に移転した。ちなみに、生まれも育ちも魚住町、そして今も魚住町在住である。

「不妊治療がうまくいって妊娠できた後もしっかり見させていただいて、無事に出産されたらその後のサポートまでできる院を目指しています。若い女性の方で妊娠や出産で悩んでいる方に対してのアプローチをしっかり院全体でしたいという思いがあるので、女性スタッフも多いですし、アロマや音楽など、身体全体でリラックスできるよう心掛けています」

マタニティ整体は赤ちゃん最優先で治療を進める

すぎおか鍼灸接骨院の場合は若い女性の患者さんが多く、マタニティ整体と産後矯正が人気だという。

まずはマタニティ整体から話を伺うと、「一番多いのは腰痛で、次に坐骨神経痛も多く、それと体重が増えますから膝の痛み、この三つでマタニティ整体全体の9割を占めます」という答えが返ってきた。

それでは、実際にどういったプロセスで治療が行われるのだろうか。

まずは問診を行い、妊娠前に症状があったのか、あるいは妊娠後に出てきたかを確認し、全体の姿勢や筋肉の硬さなどをトータルで見て診断する。それによってどこを重点的に施術するかを決めるが、その際、患者さんが痛みを感じる箇所と痛みの原因となる箇所は違うこともあるので、患者さんには原因となる箇所が違う旨を説明した上で治療を進める。

治療のメインは手技であり、マッサージ機のような器具を使わずにストレッチの手助けをしてあげたり、固まった筋肉をほぐしたりするのが中心だという。

ストレッチの場合、お腹の赤ちゃんに負担のないような箇所の骨盤にバスタオルを引っかける形で患者さんに動いてもらう。あくまで骨盤に負担がかからない姿勢を取った状態でストレッチをしたり、寝た状態や座った状態でも筋肉が伸びるよう工夫している。

「妊娠中は痛み止めの薬は飲めませんし、湿布も貼れませんから、病院の先生には痛くても我慢するしかないと言われます。私どもは患者さんの痛みを取るのが一番なので、その痛みを取るために何をすべきか患者さんと相談してやり方を提案し、納得した上でやってもらう感じです。何より、赤ちゃんがいる骨盤には極力触らないようにしています」

また、患者さんの普段の動きや歩き方を診て、どうしたら痛みが減るかを検討する。院の廊下を歩いてもらって、歩幅や歩くときに地面をつま先で蹴っていないなど、良くない状態を見極め、普段から注意するよう提案する。妊娠時には10キロ近く体重が増えるので、腰が反って股関節が広がるため、足裏の足底筋やアキレス腱周辺にも異常が出るほか、何より膝に負荷がかかるので、固まった筋肉を緩める施術を行い、時には細くて小さな鍼を打つこともある。

次に、坐骨神経痛の場合、お尻の奥が痛いという患者さんが圧倒的に多いので、少し腰の筋肉を緩めながら、お尻の奥にある大殿筋、中殿筋という筋肉に対してアプローチする。

「妊娠中は特に痛みを感じない治療を心掛けています。赤ちゃんを最優先に考えた場合、激しい治療や、積極的すぎる治療は控えます。当然、うつ伏せの施術はしませんし、姿勢も考えながら、お腹の赤ちゃんにストレスがかからないような治療メニューを考えていきます」

杉岡総院長の患者さんファーストの姿勢は変わらない。

顔の表面にある「硬結」に鍼を打ってつわりを軽減

続いて、残り1割のレアケースにあたる、逆子やつわりの治療法について説明したい。

逆子に関しては産婦人科の病院でも勧められる「逆子体操」を推奨している。逆子体操とは、四つん這いになってお尻を上げた猫のような状態で骨盤を頭より高い位置にする胸膝法《きょうしつ》と、仰向けになってクッションやタオルなどを腰の下に入れてお腹を持ち上げるブリッジ法の二つからなる。逆子体操によって頭の位置が骨盤より下がることから、脳の下垂体が刺激されて赤ちゃんの胎動を促すことで逆子が治ると言われている。

ただし、すぎおか鍼灸接骨院には産婦人科で勧められた逆子体操では治らなかった患者さんがやって来る。そんなときは患者さんに鍼灸治療を行うという。

鍼治療は、両足の小指の爪の外側にある「至陰《しいん》」というツボに、やはり細くて小さな使い捨ての鍼を打つだけ。患者さんによってはお灸をすることもあるが、それによって8割から9割の逆子が解消できるという。首にへその緒が絡まっているような特殊なケースを除き、「逆子だと分かった段階でやって来られた患者さんは1回で治ることもありますから、治療するのは早ければ早いほどいいですね」と杉岡総院長はアドバイスしてくれた。

つわりがひどくて気分が悪い、あるいは一向に食欲が出ないという患者さんの場合、すぎおか鍼灸接骨院では顔や手に鍼を打つという。

「ストレスを溜め込んでいるようなときは無意識に顎関節に力が入ります。奥歯を噛みしめていると交感神経のスイッチがオンになって力が入っている状態なので、力を抜いてあげることが必要です。そこで鍼を使って顎関節をリラックスさせてあげると、肩の力も抜けて身体のスイッチがオフになります。そうなると副交感神経が優位になり、血液の流れも良くなって心が穏やかになり、つわりの症状も軽減します」

治療法として、まずはフェイスラインに沿って触診すると、筋肉中に「硬結」と呼ばれるグミ状の筋繊維の塊が見つかる。そこに向けて鍼を打つと硬結が解消されてつわりが和らぐという。鍼を打つことでできた微小な傷を体が治そうとすることから血液が集まってきて、自然治癒力が高まり、その結果、血液の流れも良くなり、筋肉の調子が良くなる仕組みだ。

産後整体の大きなポイントは骨盤矯正と骨盤底筋の施術

以上で産前の悩みはほぼ解消され、続いて産後の悩みについてお聞きした。

「産後に関する悩みはと言うと、産前同様、腰痛、肩こりはありますし、手首の腱鞘炎、股関節痛、恥骨痛のほかに、尿漏れに悩まされる患者さんが多いです。尿漏れ以外、産前の悩みとそうは変わりませんが、お腹に赤ちゃんがいない分、存分に施術できます」

杉岡総院長がそう語るように、腰痛や肩こりなど症状自体は産前とあまり変わりないため、治療法自体も力の入れ方がおおむね強くなる以外はそう変わらないという。

そんな中で、産後整体における大きなポイントは骨盤矯正と骨盤底筋の施術だ。

妊娠した女性の身体は、大きな赤ちゃんが狭い産道を通って出てこられるようにリラキシンと呼ばれるホルモンが分泌されて、10か月という長い時間をかけて骨盤周りの骨や筋肉が緩んでいく。そして、出産を無事に終えた後、開ききった骨盤をそのままにしておくとその後の生活に大きなマイナス要因を与えるだけでなく、二人目を生む際にも障害となる。

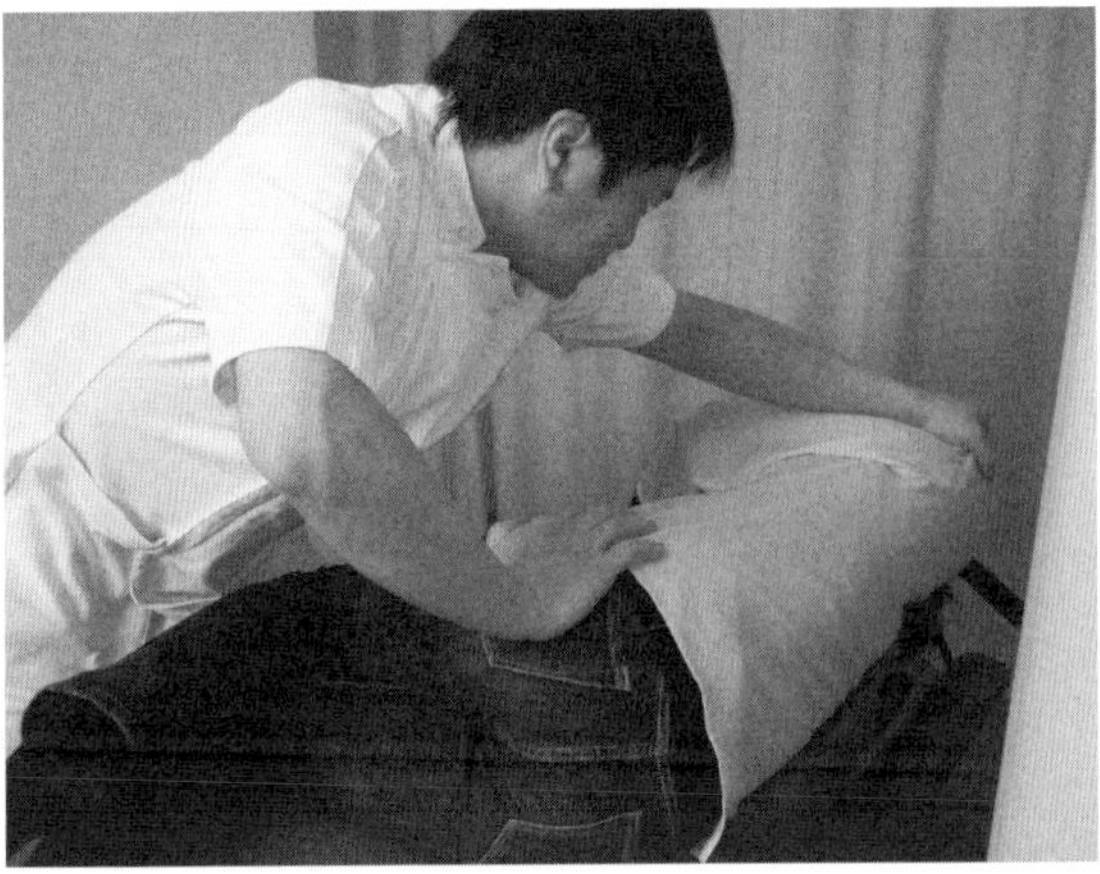

産後の女性に骨盤矯正の施術を行う杉岡総院長

そこで大事なのが、産後の開いた骨盤を締める骨盤矯正である。

産後1か月は傷ついて弱った子宮などを回復させる必要があり、医師からは一般的に自宅安静を勧められる。その間は市販の骨盤矯正ベルトなどを巻いて過ごし、1か月検診で問題がないと分かったら骨盤矯正の出番である。そこからのスタートは早ければ早いほうが治療効果が高いと杉岡総院長は説く。リラキシンが出なくなると女性の身体は時々刻々と硬くなっていくため、時間が経ってから治そうと思っても手遅れになってしまうからだ。

すぎおか鍼灸接骨院には独自の産後骨盤矯正専用のベッドがあり、それで骨盤を調整しながら、背骨のゆがみも同時に整えつつ矯正していくという。その際、患者さんは腰痛を併発していることも多いため、周囲の筋肉に対してのマッサージも施していく。

同時に行われるのが、出産によって傷つき弱った骨盤底筋を治療するため、こちらもすぎおか鍼灸接骨院が独自に考案した「マット治療」である。

ここでまずは骨盤について説明すると、腸骨、坐骨、恥骨、仙骨の四つの骨から構成される、いわば背骨の土台となる腰にある大きな骨である。骨盤は身体の上半身と下半身を繋ぐとても重要な機能を帯びている。そして、骨盤底筋とは、文字通り骨盤の底にハンモック状に位置する筋肉群の総称で、子宮や膀胱、直腸などを守るほか、人間の呼吸機能や括約筋として排泄物の通過をコントロールする機能があり、人間が活動する上で重要な役目を果たしている。

そのため、出産でダメージを受けた骨盤底筋を治すこともまた、女性のその後の人生を元気に過ごせるかどうかの大きな分岐点となってくる。

「患者さんも治療家も触れないくらい奥にある骨盤底筋に、安全にアプローチするための特殊な治療法がマット治療です」

まさに杉岡総院長の〝神ワザ〟ともいえる治療法だが、この間、患者さんは膝下や肘下、頭

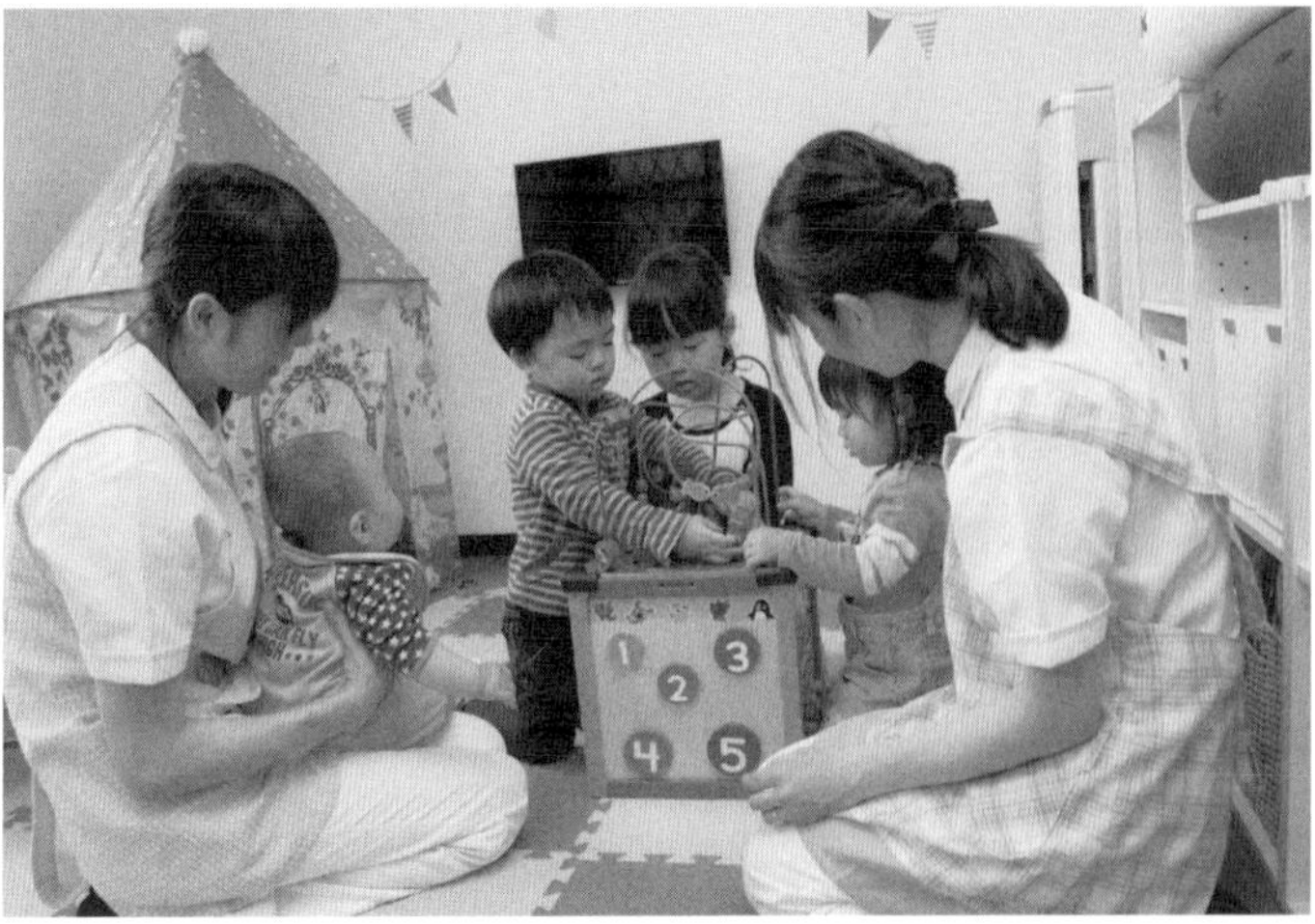

保育士の資格を持ったスタッフが面倒を見てくれるので、子どもを安心して預けられる

の下などに特殊な形状のクッションを置いた状態で、文字通りマットの上に膝を立てた状態で仰向けに寝て、ただただリラックスするだけ。杉岡総院長は、患者さんの身体に限りなく近い位置だが決して身体には触らない状態で身体に手を当てる。いわゆる〝手当て〟で骨盤底筋に対してアプローチしていく。対象は主に腰の周りや下腹部である。

その際、骨盤の位置と足の角度、頭の角度、上半身の角度など、骨盤底筋の状態を良くするためのベストな姿勢を作って手当てをする。この角度もまた患者さん一人ひとりで違う。

「そうした状態で身体を脱力させて約10分。イメージとしてはボーッとして眠い感じのスイッチが入ります。治療後、クッションを取ると重く感じます。それだけ産後の骨盤にストレスを感じていたわけで、マット治療にはそのストレスを取ってあげる意味もあります。脱力させて筋肉にストレスを感じさせないようにして、無重力の状態で回復力を高める仕組みです」

骨盤底筋を治療すると、産後の女性が抱える大きな悩みの一つである尿漏れのほか、便秘も改善されるという。産後の女性が、くしゃみや咳をしたときなどについ起きてしまう尿漏れは、ある調査によると二人出産した女性の実に半数に起きているといわれている。産後の尿漏れに悩む女性にとっては、こうした骨盤底筋の治療が欠かせないといえよう。

すぎおか鍼灸接骨院では産後の骨盤矯正は6回の施術を推奨している。その際、常に〝やりすぎない〟ことが一番で、必要最低限で止めることを心掛けている。

EMSと高級エステマシンで美しい身体を取り戻す

また、出産を経験すると、お腹の表面の筋肉が割れることがある。いわゆる腹直筋離開で、妊娠線の原因とも言われている。割れてしまった腹直筋は治せないため、その奥にあるインナーマッスルを強化することでお腹を締めることができるという。

すぎおか鍼灸接骨院では、出産後の緩んでしまったお腹の回復と腹筋の治療にEMSを使っている。ＥＭＳとは身体に装着した端子に電気信号を与え筋肉を収縮させる装置のこと。インナーマッスルのみならず表面の筋肉を鍛えて、出産後のゆるんでしまった筋肉を収縮させて、お腹の張りを取り戻すことができるという。人気アスリートが宣伝している腹筋を鍛えて六つに割れさせるSIXPAD（シックスパッド）もＥＭＳの一つだ。

「高周波と低周波のリズムをバランスよくミックスさせて、15分〜20分、ＥＭＳを使うことで、腹筋運動をしなくてもお腹の張りを取り戻すことができます」と杉岡総院長。

さらに、出産後の女性の大きな悩みである産後太りを解消したいという方向けに、最高級エステマシンのCELLZERO SMART（セルゼロスマート）を設置している。

セルゼロスマートは、それぞれ専用のヘッドを使って、超音波振動で深部の脂肪を柔らかくしたり、女性には気になるセルライト（脂肪沈着）を排泄したり、高周波エネルギーを照射して肌質改善をしたりすることができるほか、ＥＭＳと同様の機能もあるという１台何役もの働きをする女性の美しいボディメイクに非常に役立つ万能マシンである。

そんな高級エステサロンに置いてあるようなマシンを、すぎおか鍼灸接骨院では利用することもできる。利用すると書いたのは、出産後の身体をあまり他人に見せたくないという患者さんの気持ちを考慮して、治療は個室でセルフでできるというから安心の気遣いだ。

骨盤矯正を行うと内臓が上がって基礎代謝も上がるので、下半身のむくみがなくなり、産後太りも解消されてズボンのベルトが緩くなるそう。ただし、ちょっとした注意が必要だという。

「骨盤矯正すると体調が良くなってご飯がおいしく感じられるようになります。ついつい食べ過ぎる傾向もあるんですよ」

杉岡総院長は笑いながら釘を刺した。

不妊治療に始まり、産前産後の悩みを解消するだけでなく、妊娠前より健康な状態を取り戻して患者さんのその後の人生を豊かにし、さらには生まれた子どもが大きくなったらまた来て欲しいと話す杉岡総院長。そんな総院長の遠大な目標も遠からずかないそうだ。

（取材・文／萩原）

産前産後の母体を整える神ワザ治療院10選

只木祐太総院長
ただき接骨院・整体院
（群馬県高崎市）

「高い人間性」があってこそ技術が生きる！
トータルサポートの〝癒しの空間〟を目指す

〝技術〟と〝人間性〟を併せ持つ治療家の大切さを学ぶ

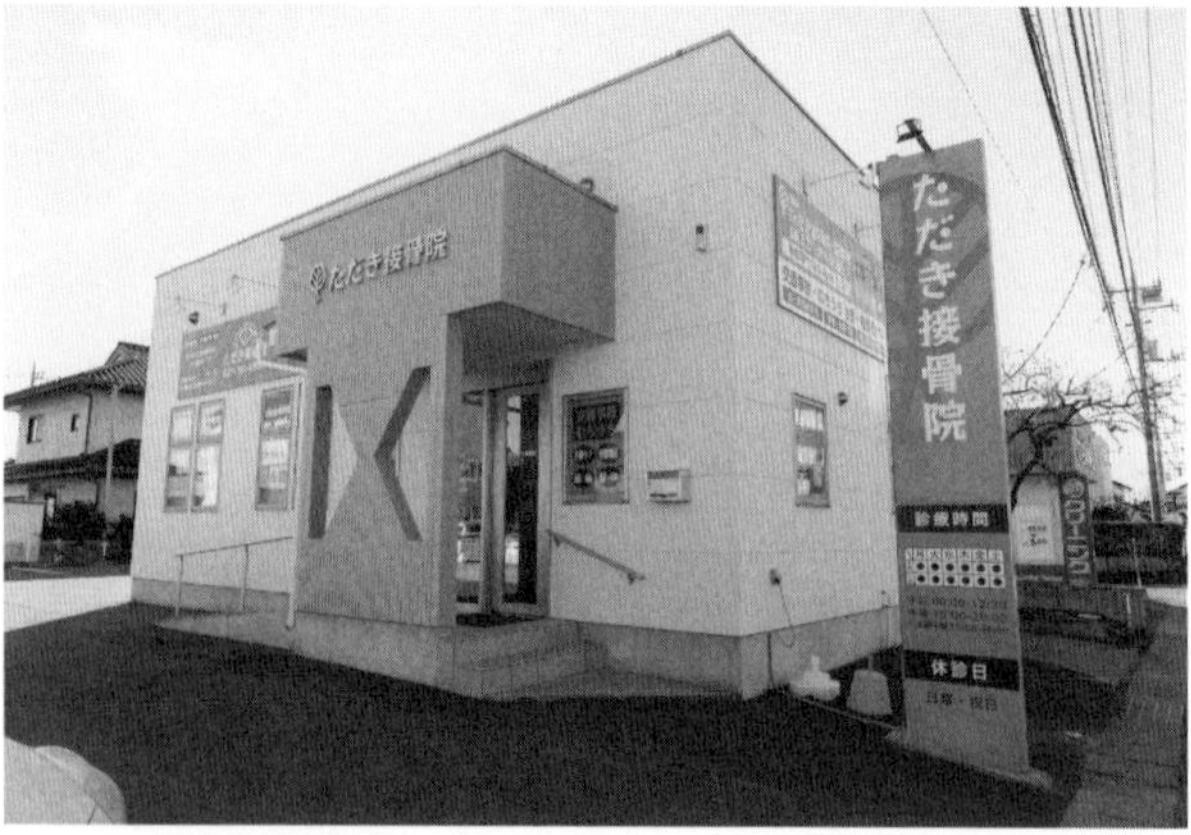

住宅街に佇む高崎院。オレンジが際立つ明るく元気な印象を与える外観

JR上越線・両毛線の高崎駅から2つ目の井野駅西口を出て、駅前の道を線路添いに北上し、2階建て駐輪場を左手に見ながら、道沿いに進む。右手に見えてくる郵便ポストを越えて次の十字路を左折すると『ただき接骨院』と書かれたオレンジ色の看板が目に飛び込んでくる。駅から徒歩で約5分の距離の住宅街にある治療院だ。車10台分の駐車場も完備している。

外観と同様、院内も白とオレンジを基調とし、明るく広々としていて、清潔感がある。キッズスペースもあり、子連れの患者さんも安心して施術を受けられる配慮がされている。患者さんの多くは働き盛りの20代から50代で、学生やお年寄りが少ないのも特徴だという。男女比でいえば6割が女性だ。

　出迎えてくれたのは「歳をとっても若々しく！」がモットーという只木《ただき》祐太《ゆうた》総院長。

　只木総院長が治療家の道に進むきっかけとなったのは、たまたま母親の知人の腰痛を治療した地元で人気の柔道整復師を紹介され、その仕事に興味を持ったのが始まりだった。それまでは柔道整復師という国家資格があることはもちろん、治療家という仕事があることすら知らなかったという。その治療院でアルバイトをすることが決まり、それなら柔道整復師の資格を取得しようと、前橋東洋医学専門学校（現・中央スポーツ医療専門学校）へ進学することも決めた。

　その後の3年間は、学校に通いながら治療院で院長の指示を受けて施術をするというハードな修業時代が続いた。体力的な負担はもちろんだが、学生の身分であった只木総院長に厳しい言葉を投げつける患者さんもいたという。

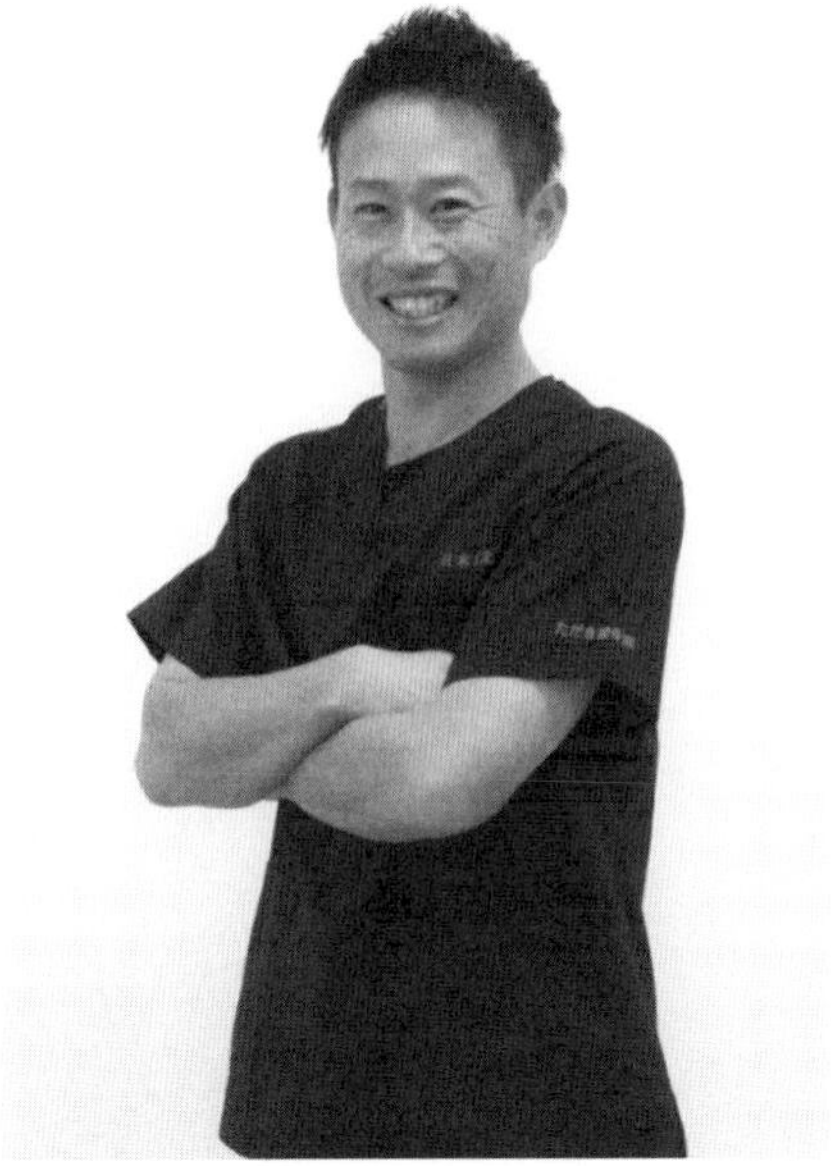
野球少年だった只木祐太総院長。現在も野球チームで活躍するスポーツマンだ

「当時は名指しで『お前の施術は受けたくない！』と言われ、悔しい思いをしたこともありました。ただ、その悔しい思いが、もっと技術を磨こうというモチベーションの一つになっていたのは間違いありません。患者さんから厳しい言葉をかけられたからこそ、今の自分があると思っています」

今、振り返るとその患者さんの言葉は、自分やその治療院のことを思ってのものだったのだろう、と笑顔を見せる。

つらい経験もした学生時代だったが、柔道整復師の資格取得前に治療院で働いたことは有意義だったという。実際に患者さんの身体に触れる現場での学びは、学校の授業では得られない経験となっていった。

「卒業後は正式にその治療院に就職し、分院を開設した際には分院の院長を任されました。13年勤務したなかで、恩師ともいえる院長から学んだのは『高い人間性』の大切さです。高い技術が生かされるのは高い人間性があってこそ。このことは今でも大切にしています」

その後、2015年に高崎市に『ただき接骨院・整体院』を独立開業した。2022年には、JR新前橋駅から徒歩5分の場所に、分院となる「新前橋院」も開院し、地域に密着した治療院として高い評価を得ている。

産前産後ケアがすべてできる治療院

同院の産前産後ケアの大きな特徴は、痛みやゆがみの改善・解消とともに、体力や筋力アップ、たるみやセルライトの改善など、産前産後の悩みをトータルでサポートする体制を整えていることだろう。

現在、さまざまな産前産後ケアのメニューを積極的に取り入れているが、この端緒となったのが来院する多くの患者さんの悩みや希望が、痛みや不調の改善に加えて、体重や体型を出産前に戻したい、という点に集中していたことだった。

また、妊娠中は骨盤のゆがみが起こりやすく、ゆがんだ状態で筋肉が固まってしまうことが多いため、身体の不調も引き起こされやすくなる。このような状態を我慢していると、身体の痛みだけでなく精神的なストレスにもつながり、出産に大きな影響が出るケースも見受けられる。しかし、このような不調に対応してくれる医療機関は少なく、我慢を強いられる妊婦さんが多いのが実情だ。

「実際に来院した妊婦さんから、『どこへ行ってよいかわからない』『妊婦でも施術を受けていいのか』『妊娠中だから施術できない、と他院から断られた』などの声を多く聞きました。もともと骨盤矯正のメニューはあったのですが、それをさらに妊婦さんのニーズに合うように改

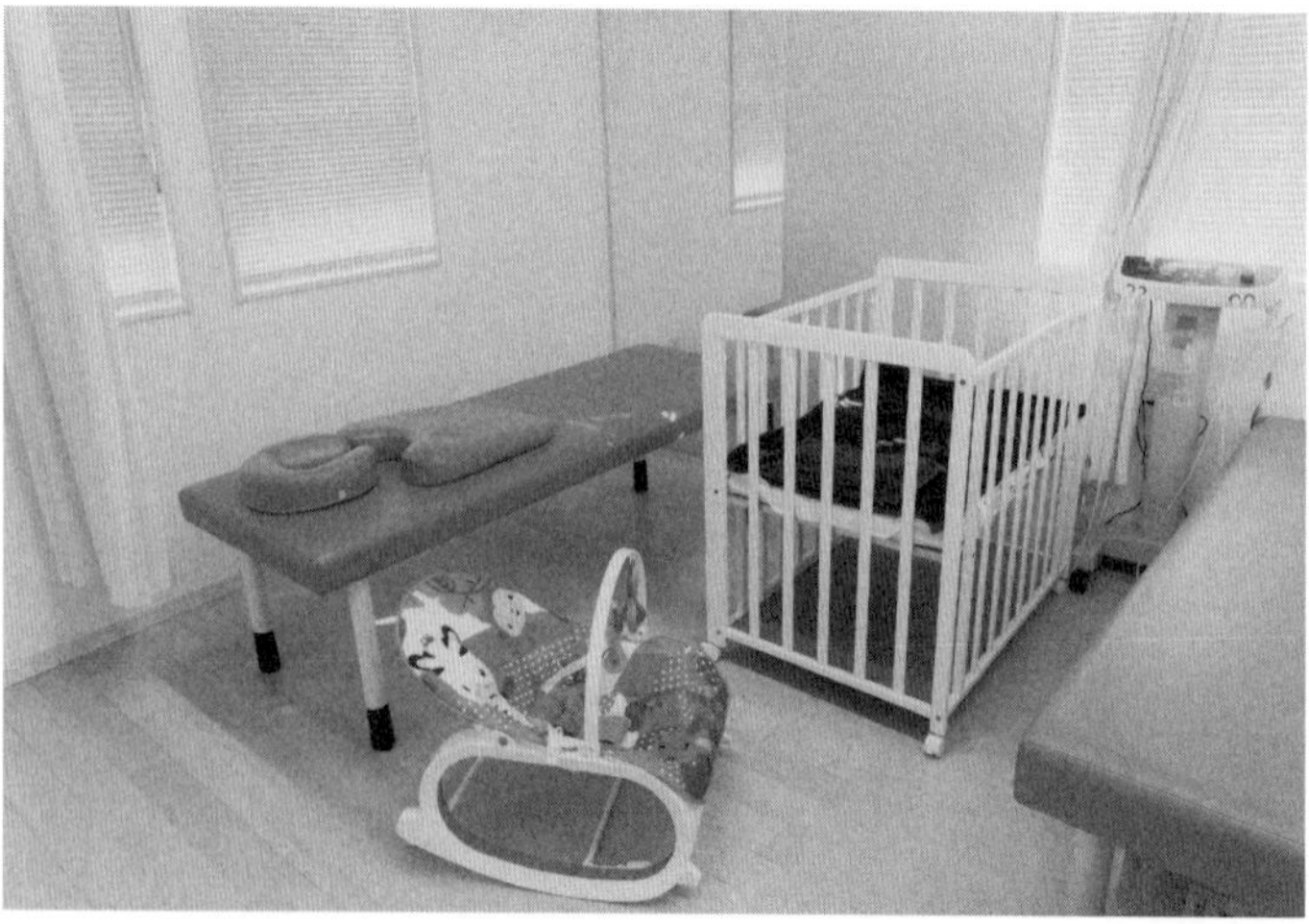

ベビーベッドやバウンサーを完備し、子連れの母親が安心して施術を受けられる環境が整う

善しなくてはと思い現在の形になりました」

もう一つ産前産後ケアにおいて大切にしているのが、母親がホッとひと息できる〝癒しの空間〟づくりだ。ベビーベッドやバウンサーなどを完備するほか、保育士の資格を持ったスタッフを常駐させ、安心して通院し、施術を受けられる体制を整えている。

「普段は自分のことは後回しで、家族や赤ちゃんのことばかりになっているママが多いものです。育児に奮闘中のママに少しの間だけでも、赤ちゃんと離れる時間を持ってもらうようにしています。当然赤ちゃんはママと離れると泣きますが、『責任を持ってケアするスタッフがいるので大丈夫ですから、今は自分の身体のことだけに集中しましょう』とお伝えすることで、安心されます」

郵便はがき

料金受取人払郵便

新宿局承認

2524

差出有効期間
2025年3月
31日まで
（切手不要）

1 6 0-8 7 9 1

141

東京都新宿区新宿1－10－1

(株)文芸社

愛読者カード係 行

お名前《ふりがな》			明治 大正 昭和 平成 年生 歳	
ご住所《ふりがな》	□□□-□□□□			性別 男・女
お電話番号	（書籍ご注文の際に必要です）	ご職業		
E-mail				
ご購読雑誌（複数可）		ご購読新聞 新聞		

最近読んでおもしろかった本や今後、とりあげてほしいテーマをお教えください。

ご自分の研究成果や経験、お考え等を出版してみたいというお気持ちはありますか。

ある　ない　内容・テーマ（　　　　　）

現在完成した作品をお持ちですか。

ある　ない　ジャンル・原稿量（　　　　　）

書　名				
お買上 書　店	都道 府県	市区 郡	書店名	書店
			ご購入日	年　　月　　日

本書をどこでお知りになりましたか?
1.書店店頭　2.知人にすすめられて　3.インターネット（サイト名　　　　　　　　）
4.DMハガキ　5.広告、記事を見て（新聞、雑誌名　　　　　　　　）

上の質問に関連して、ご購入の決め手となったのは?
1.タイトル　2.著者　3.内容　4.カバーデザイン　5.帯
その他ご自由にお書きください。
（　　　　　　　　　　　　　　　　　　　　　　　　）

本書についてのご意見、ご感想をお聞かせください。
①内容について

②カバー、タイトル、帯について

弊社Webサイトからもご意見、ご感想をお寄せいただけます。

ご協力ありがとうございました。
※お寄せいただいたご意見、ご感想は新聞広告等で匿名にて使わせていただくことがあります。
※お客様の個人情報は、小社からの連絡のみに使用します。社外に提供することは一切ありません。

■書籍のご注文は、お近くの書店または、ブックサービス（☎0120-29-9625）、セブンネットショッピング（http://7net.omni7.jp/）にお申し込み下さい。

治療院が癒しの空間となることは、産後の母親のメンタル面のサポートにもつながる。育児中の積み重なるストレスから一時的にでも解放することで、産後うつなどの防止や改善につなげていきたいとの思いがあるという。

さらに、産後の不調のみならず、出産で変わってしまった体型や増加した体重など、女性としての個別の悩みにも対応することでストレスの軽減につなげていきたいという。不調の改善は治療院、体重や体型を戻すためにジムなどのスタジオ、セルライトやたるみの改善にエステ、といった具合に別々に足を運ぶのは時間的、体力的、経済的にも極めて難しい。ましてや赤ちゃんを誰かに預けたりしなければならないケースも出てくる。

「すべてを治療院でできる、そして赤ちゃんの面倒も見てくれる、そんな産後ママの居場所が本院であってほしいと思っています」

やさしい施術の「マタニティ整体」で妊娠中から産後までトータルケア

同院オリジナルの整体として「マタニティ整体」がある。一般的な矯正よりもやさしく、妊婦さんにも負担なく安心して施術を受けることができるのが特徴だ。主に仰向け・横向きの姿勢で施術を行い、マッサージや骨盤矯正などで全身の疲れも解消できるという。

妊娠すると女性ホルモンの影響により骨盤が開き、さまざまな不調が引き起こされる。妊娠中の代表的な不調には、肩こり・腰痛・膝痛・股関節痛・恥骨痛・お尻の痛み・首痛・足のしびれやむくみなどが挙げられる。マタニティ整体では、ゆがんだ骨盤を矯正し、凝り固まった全身の筋肉を丁寧にマッサージすることで不調解消を目指していく。

妊娠中は骨盤に負担がかかり、骨盤や周囲の筋肉が固くなって、身体全体の柔軟性が失われてしまう。そのため出産する際に骨盤が開かずに、大きな影響が出てしまうことも少なくないという。いざ出産する時、骨盤がしっかり開くように矯正を行うことは、妊娠時・出産時の痛み軽減にもつながるという。

そのほか、お腹の中の空間に余裕がないと胎児は動くことができない。骨盤がゆがむことで、お腹に負担がかかり、腹部全体が固くなって胎児の動くスペースが狭くなってしまうこともある。マタニティ整体で骨盤を整えることで、お腹の中に空間が生まれ胎児が動けるようになるので、逆子や早産のリスクの軽減も期待されている。

また、妊娠中は、女性ホルモンの関係で自律神経が乱れ、イライラや不眠、食欲不振などの状態に陥り、日常生活での精神的負担となっていく。さらに重度になると頭痛・めまい・吐き気などが引き起こされるケースもあるという。これらの精神的ストレスの軽減にもマタニティ整体で対応していく。

「痛み止めなど薬の服用ができない妊婦さんだからこそ、不調を我慢するのではなく、マタニティ整体を試して、少しでも楽しく、楽なマタニティライフを過ごしてほしい」

妊娠から出産・産後は一つの流れとしてとらえ、産後トラブルを少しでも軽減するためにも妊娠中の体調を整え万全な状態で産後の準備をすることも大切だという。

「骨盤が一番ゆるんだ状態になるのが産後ですが、出産によって骨盤周辺の筋肉にも大きな負担がかかるため、骨盤がとてもゆがみやすい時期でもあります」

出産後、骨盤は自然には元の状態に戻りにくく、ゆがんだ状態でかたまってしまう可能性もあるという。これは、日常生活で赤ちゃんを抱っこしたり、足をくんで座ったり、猫背で長時間座るなどの動作によって、骨盤がゆがんだ状態でいる時間が多くなるのが原因と考えられる。

さらに骨盤がゆがんだ状態が続くと、腰痛や恥骨痛などの身体の痛みだけでなく、骨盤で支えている内臓の位置もゆがみ、冷えや尿漏れなど自律神経系の症状も引き起こしてしまうのだ。

産後太りは骨盤が開いたことが原因ではない!?

産後の悩みとして多い産後太りだが、出産で骨盤が開くことが原因と思われているが只木総院長は、これは違うと話す。

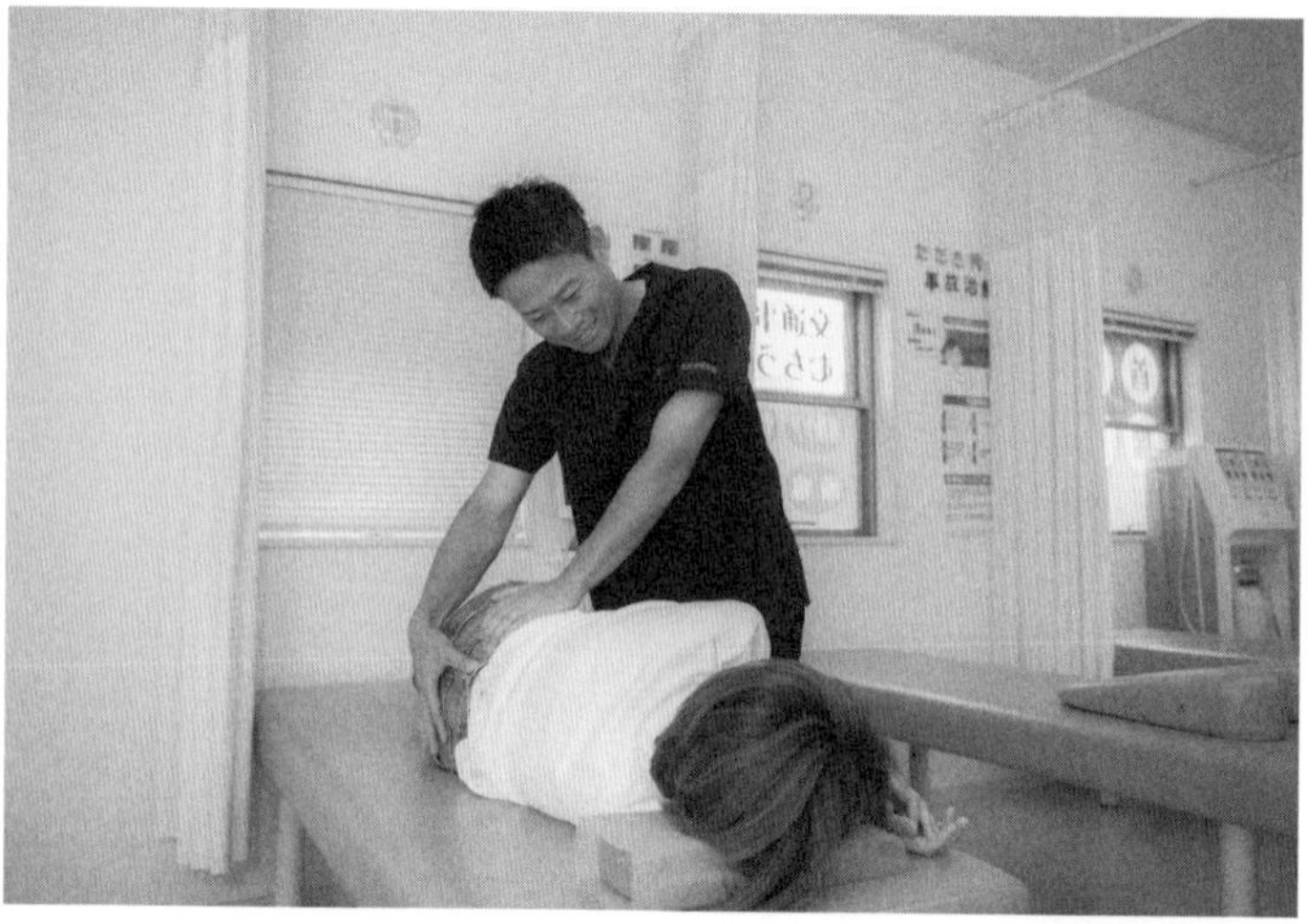

患者さんの悩みや希望に合わせたメニューを提供し、産前産後をしっかりサポートする

「産後に〝骨盤が開く〟という言葉を頻繁に耳にしますが、実際には骨盤が開くということではなく、身体の重心が変化して筋肉や脂肪のつき方にアンバランスが生じることが、産後に体重が戻らない大きな原因の一つです。もちろん出産で骨盤が開くのは事実ですが、それは1センチ程度。それを治すだけで、体重が勝手に戻るというのは、まずありえないと言っても過言ではないでしょう」

一般的には骨盤が開いた、ゆるんだから締めればいいというイメージも強い。ゆるくなると骨盤内の蝶番の部分の動きが悪くなることにより、機能不全になることが多いのは事実だ。しかし一方で、骨盤は本来、ある程度しっかりして身体を支える役割を果たす必要がある。つまり、骨盤はゆるみ過ぎても、ガチガチに硬くなり過ぎてもいけないということだ。

また、産後ケアとして骨盤矯正とともに、「肋骨の開き」「骨盤底筋の筋力低下」「腹直筋離開」に対してもアプローチする。

産後になりがちないわゆる寸胴体型は、骨盤の開きではなく肋骨の開きが大きく影響をしている。開いた状態のまま固まってしまうと、いくら体重を落としたところで体型は変わらないため、まずは開いた肋骨を元の位置に戻していくのだ。骨盤底筋は骨盤を支えるだけでなく、直腸や子宮、膀胱などの臓器も支えているため、この筋肉がゆるむと尿漏れ、頻尿、便秘、生理不順などの原因になる。さらに、臓器が下がることにより、冷えや下半身太りなどを引き起こすこともあるという。腹直筋離開とは、妊娠で腹部が広がることで腹直筋が裂けてしまい、産前とはまったく違った体型になってしまうことを指す。

「出産をした8割以上のママに起こる現象で、これは自力ではなかなか改善しません。腹直筋離開改善のためには、手技、EMS（Electrical Muscle Stimulation）、キャビゼロなどを使ってアプローチしていきます」

キャビゼロとは、Wキャビテーション・W超音波・アクティブEMS・イオン導入という四つの機能を備えた最新の痩身マシーン。キャビテーションとは、痩身エステでよく使用されるもので、脂肪細胞を破壊するのが大きな特徴だという。空洞現象といい、圧力差によって液体の中に気泡を発生させ、その気泡が弾けるエネルギーで脂肪細胞を破壊する原理だ。キャビテーションは、痛み刺激はなく快適に施術を受けられるという。

同院では、マタニティ整体、産後骨盤矯正を入り口に、骨盤の開きを修正し、身体の重心をもとに戻していく。そのうえで、患者さんの悩みに応じたメニューを用意し、選択してもらうセミオーダーメイドのシステムとなっている。

一般的な「産後骨盤矯正」の施術の流れとしては、問診で患者さんの悩みや目標を丁寧にヒアリングすることからスタートする。産後ケアの場合、自然出産・帝王切開、安産・難産などの一般的な出産状況から赤ちゃんの体重を含めできるだけ情報を収集するという。問診の内容を受け、患者さんの悩みをどのように解決していくのかの説明を丁寧に行う。そして、施術計画を決めるための検査を行い、実際に骨盤矯正の施術に入る。また、体型や体重などの悩みがあり、ＥＭＳやキャビゼロなどの機器での施術もプラスして希望した患者さんには、同時進行で行われる。

赤ちゃんと同じように定期健診はママにも必要

産後骨盤矯正を受け付けるタイミングは、正常分娩の場合で産後1か月から、帝王切開の場合は産後2か月からとしている。出産直後から1か月頃までは子宮が急激に収縮し、内臓ももとの位置に戻ろうとするなど、身体が大きく変化し、負担も大きいため、無理に施術を受けるのは逆効果だ。ただ、産後6か月ぐらいまでには一度は産後ケアを受けてほしいと只木総院長。

「出産は積み重ねです。第2子、第3子を出産予定だからと放置するのではなく、出産ごとにケアをするのがベストです。ママの身体を整えることが、よりよい次の産前産後につながるのは間違いありません。産後ケアのメニューは3か月から半年で組むのが一般的ですが、安産だった人と難産だった人では、産後ケアで身体が改善する時間が違ってくるので、難産をできるだけ回避する意味でも出産ごとのケアは大切なのです」

現在、産前産後ケアをトータルで行い、患者さんの声を聴きながら、さらにメニューのブラッシュアップに余念がない只木総院長。今後の展望について伺うと、

「妊娠前のケア、つまり不妊治療にも将来的には携わっていきたいですね。これで妊娠・出産という女性の身体が大きく変化する時期すべてにトータルでかかわることになります。鍼灸治療と不妊は相性がいいので、鍼灸治療についても力を入れていきます」

と語ってくれた。

同院の理念である、すべての人の明るい未来の創造と笑顔、喜びに貢献し、世の中のすべての人を健康にすること――。この思いを胸に、最高の施術と、おもてなしの心をもって地域社

会に元気を与えるのが使命だと語る只木総院長。高いホスピタリティで、不安や悩みを抱える女性たちに寄り添い、常に母親の身体を中心に考えるサポーターとしての役割を担う。

「出産するまでは、妊婦健診で自分と赤ちゃんの健康について向き合ってきたママたちですが、出産した後は、ママのケアは突然終わってしまいます。産後トラブルを抱えていても、何をすればいいのか、どこに相談すればいいのかわからない女性がたくさんいます。そんなママたちの悩みをトータルして解決できる場所として、また、育児を頑張る自分へのご褒美として、気軽に訪れてもらいたいですね」

と母親たちへの思いを語ってくれた。


（取材・文／松岡）

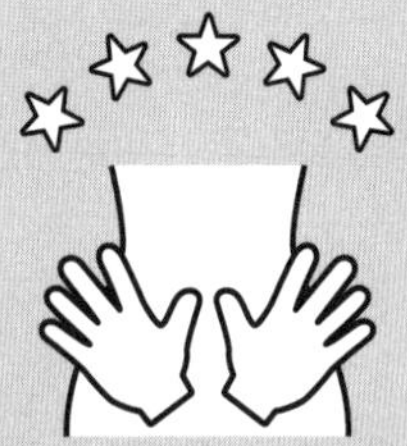

── 産前産後の母体を整える神ワザ治療院10選 ──

玉川将教院長
おひさまメナジー治療院
（愛知県豊明市）

妻の体験から痛切に感じた産前産後ケアの重要性
二人目不妊を防ぐための〝ペリネケア〟を推奨

妻の体験に基づいた産前産後ケアをスタート！

「不妊治療を始めたのも、産前産後のケアを始めたのも、妻と僕の実体験が出発点です。自分たち夫婦で妊活、マタニティ、産後をどうしたらいいのか実践してきましたし、今でも日々、知識をアップデートして学んでいるので、しっかり対応することができます」

そう語るのは、『おひさまメナジー治療院』の玉川将教《たまがわまさのり》院長だ。

神ワザシリーズ「自律神経編」に続いて登場する玉川院長が経営する治療院は、愛知県豊明市の名古屋鉄道・前後駅から車で5分ほどのところにある。院名にある「メナジー」とはメディカルとシナジーを組み合わせた玉川院長の造語で、西洋と東洋の両方の施術を融合させて相乗効果をもたらすという意味。そこから玉川

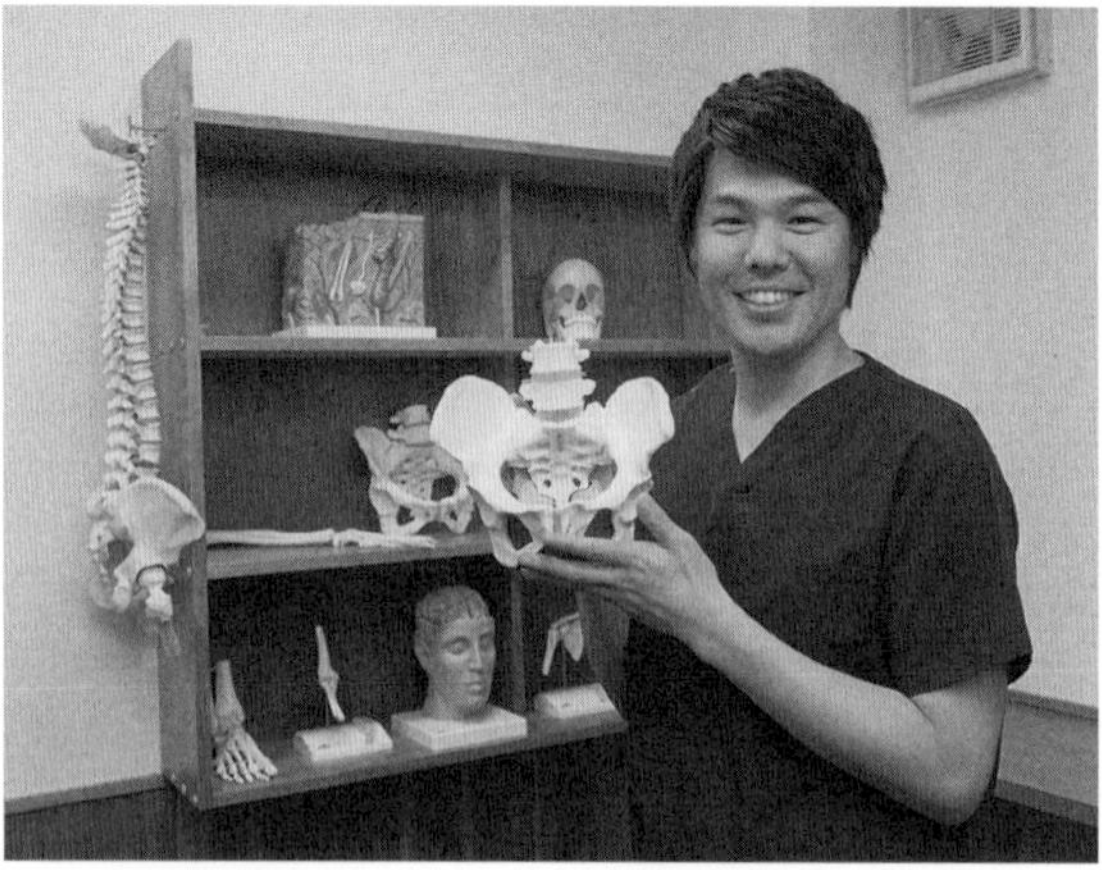

玉川将教院長が手にしているのは骨盤模型。お椀のような形の骨盤の中に入っている内臓をペリネ（骨盤底筋群）が支えている

院長は自身の施術法を「メナジー療法」と名づけた。

幼いころから野球少年だった玉川院長がこの道を志したのには理由がある。社会人野球で活躍していた21歳のころ、大好きな祖母に肝臓がんが見つかった。知人に教えてもらった身体を温めるツボのマッサージ法を試してみると、祖母の身体はポカポカと温かくなり、顔色も良くなった。そのとき、祖母に「ありがとう」と言われた言葉が治療家を志すきっかけとなった。

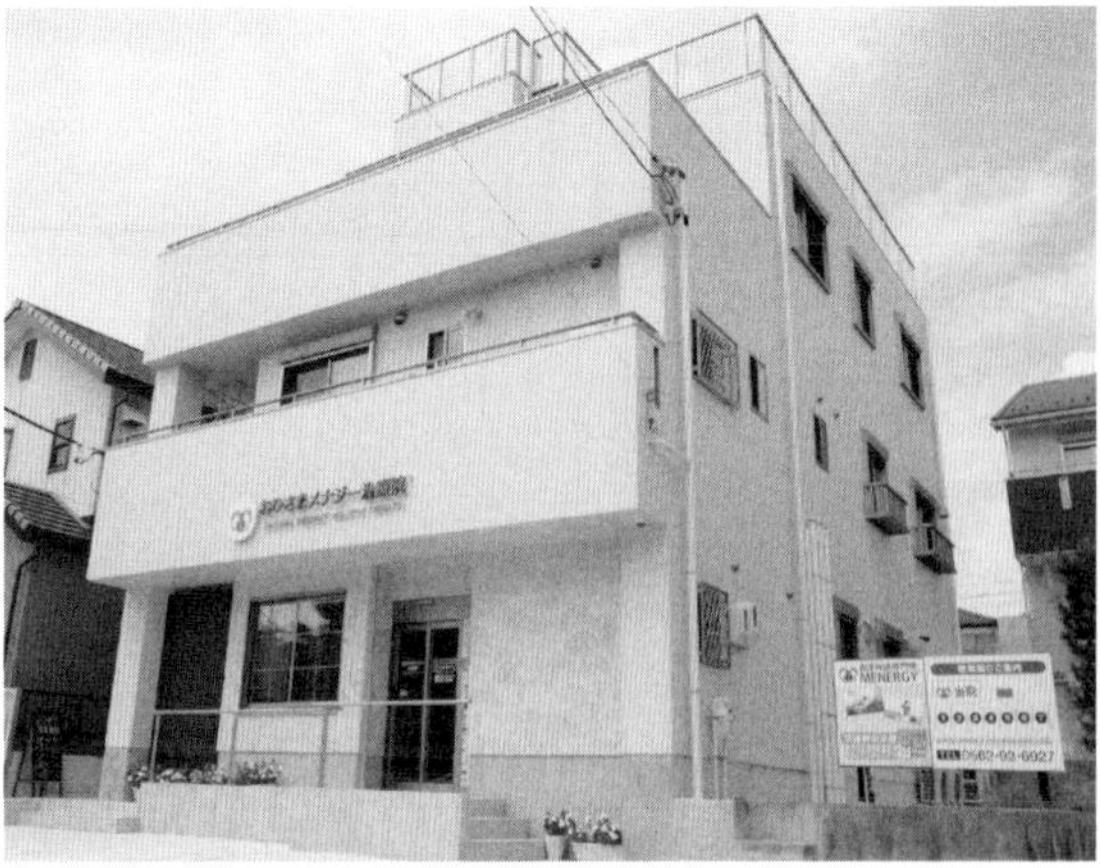

明るく清潔感あふれるおひさまメナジー治療院

父親が柔道整復師だったこともあり、同じ道に進むことを決め、二つの専門学校に通って、柔道整復師、はり師、きゅう師、あん摩マッサージ指圧師の国家資格を取得する。29歳のときに訪問診療型の鍼灸院をスタートさせ、２０１８年６月に現在の場所に開業した。

以来、玉川院長は〝検査8割・調整2割〟を心掛け、筋肉の反射を利用して患者さんの痛みの原因を探るキネシオロジー（筋肉反射）テストなどを駆使して患者さんの潜在意識にアクセスし、まずは根本原因を特定する。その際、痛みの原因が身体のどこにあるのか特定するだけでなく、患者さんの生活環境や人間関係など不調の原因になる要素も潜在意識から探り、その原因を取り除いていく。その後は、痛みの原因箇所だけでなく背骨など身体全体に施術すると同時に、メナジー療法の手法で頭蓋骨と内臓を調整することで不調を解消してきた。

たくさんの患者さんを治療する傍ら、玉川院長は千晶《ちあき》さんを妻に迎え、公私ともに順風満帆な日々を送っていた。

だが、一つだけ悩みがあった。それは子宝に恵まれないことだった。周囲の期待に応えられず、悶々としながら妊活に励む中、ようやく千晶さんに妊娠反応が現れた。努力が実ったと喜んだのも束の間、流産してしまった。産婦人科で「多嚢胞性卵巣症候群（PCOS）」という卵巣に成長しきらない未熟な卵胞がたくさん集まる症状であると診断される。ショックを受けた玉川院長夫妻だったが、子どもが欲しいという願いを諦めることはできず、不妊治療の勉強を重ねる。そんな中で出会ったのが不妊鍼灸治療の第一人者・粟木原《あわきはら》出《いずる》先生で、そこで得た知識・技術を夫婦で実践したところ、待望の赤ちゃんを授かることができた。

妊娠に成功したとはいえ、千晶さんのマタニティライフ、そして、産後の経過は決して順調だったわけではない。それどころか、すべての不調が次々にやってくるような状態で、不調に耐える千晶さんを傍で見ている玉川院長も辛かったという。当然、玉川院長は持てる技術を駆使して、千晶さんの身体が少しでも良くなるよう治療を続けていった。

そうした経験が産前産後の悩みを抱える患者さんの治療に役立っていることは言うまでもなく、女性治療家以上にすべてを理解しているのは間違いない。

「妊活、マタニティ、産後ケアの専門家として、解剖学、生理学、分子栄養学など医学的根拠に基づき、女性のライフステージに合わせた適切なケアを提供しています」

より良いマタニティライフがより良い育児生活につながる

まずはマタニティケアから玉川院長の治療法を見ていくことにしよう。

妊娠中は、お腹の中で成長していく赤ちゃんを支えるために骨盤そのものへ負荷がかかり、お腹が大きくなることで姿勢も変化する。さらに、リラキシンと呼ばれる女性ホルモンが分泌されることで骨盤全体が緩んで開いていく。その結果、さまざまなトラブルを起こすことがあるのは当然の流れといえよう。

骨盤が緩んでしまった状態で放置しておくと、出産時のトラブルやお腹の赤ちゃんへの影響も現れる。玉川院長は、マタニティ期の骨盤や臓器の状態が、出産時はもちろん、産後の育児にも影響を与えると捉え、患者さんのお腹や身体に負担のかからない、安心安全な方法で骨盤や内臓の調整を行っている。

マタニティ期の治療の目的は、次の三つであると玉川院長は説く。

①今ある症状の軽減

妊娠中は、重心や骨盤の緩み、ゆがみにより、腰痛や肩こり、恥骨痛や股関節痛、膝痛などが出やすい状態になっている。こうした症状を軽減させ、より良いマタニティライフにつなげる。

②安産へと導く

骨盤を整えることで出産時の赤ちゃんの産道を整え、腸などの内臓を良い状態にすることで、お腹を広げ、スムーズで安全なお産へと導く。

③産後、良い状態で育児ができる

安産へ導くことにより出産後のダメージを最小限に抑えることで、産後の回復を早めることにつながる。身体への負担を軽減し、産後の肥立ちが良くなるようサポートすることで、より良い育児生活へとつながる。妊娠中に、身体の重心や骨盤底筋なども意識することで、産後のトラブルを起こさない準備をする。

実際の治療法としては、当然、妊娠中は無理な姿勢の治療は避けている。妊娠期を通して可能な仰向けの姿勢は別として、基本的にお腹への影響が少ない妊娠12週頃まではうつ伏せの状態で整体、あるいは人によっては安全な鍼の治療を行うという。そして、お腹が大きくなり始める12週を超えた方は、横向き寝の姿勢になってもらって治療しているという。

「仰向けになったときでも、膝を伸ばした状態ですと反り腰になって腰に負担がかかるので、膝の下にクッションを入れて、膝を曲げてもらった状態で治療しています。膝下にクッションを入れると、背中や腰の負担が軽減されますから、非常に楽な姿勢で安全に整体を受けていただくことができます」

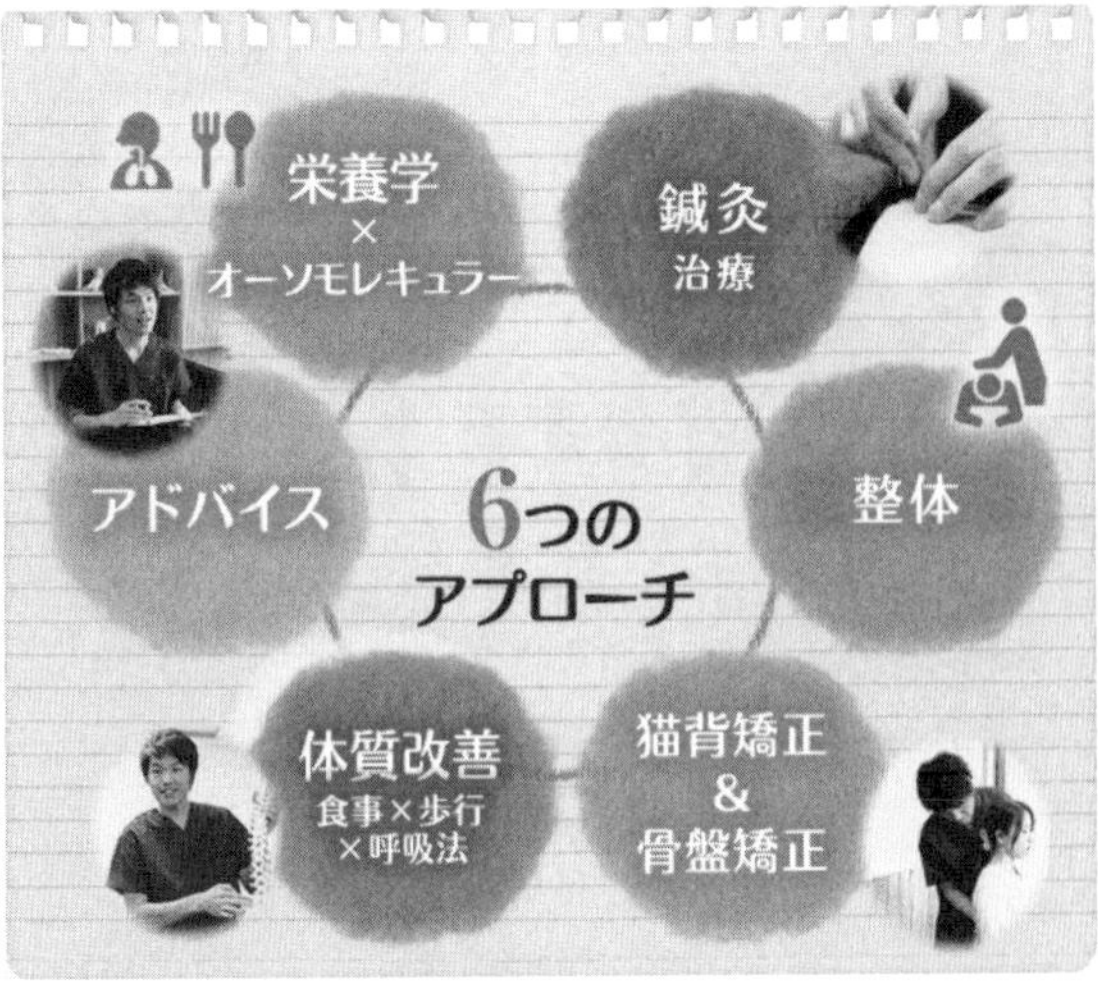

おひさまメナジー治療院で受けることのできるプログラム。6つのアプローチで産前産後の身体を整える

その姿勢で玉川院長はメナジー療法の手法で内臓調整を行う。お腹を優しく触りながら、特に呼吸と関係が深い横隔膜を調整して呼吸を深くできるよう調整する。呼吸が浅くなるとつわりがひどくなるからだ。

もう一つ大事なのが腸の調整だ。子宮の膨らみによって腸が圧迫されて便秘になると、毒物が排泄できないので身体に良くない。そのため腸のラインに沿って優しく調整し、便秘の解消に導くそうだ。

また、逆子の場合は、足の小指の「至陰」と内くるぶしから指4本分上にある「三陰交」のツボにそれぞれお灸をして、足全体を温める。赤ちゃんは温かい方に頭を向ける習性があるため、足が冷えていると逆子が起きやすいからだ。そのため、お灸で熱刺激を加えると毛細血管が開き、周りの血流が良くなって足が温まることで逆子も治るという。

「週数が少ないほうが治りやすいですね。うちの事例では36週、もう臨月という患者さんでも治ったという事例がありますから、出産間近でも大丈夫です」と玉川院長は胸を張る。

出産のダメージは交通事故級、産後ケア＝リハビリ

無事に出産を終えて産後ケアの話になるが、玉川院長は一つ声を大にして言いたいことがあ

るという。それは「産後の女性の身体は想像以上にダメージを受けている」ということだ。

たとえるなら車にぶつけられた後のように身体全体がダメージを負っているという。一般的には産後ケアでは骨盤矯正が大事だと言われているが、出産のダメージは交通事故と同じと考える玉川院長は、産後は骨盤矯正に留まらず、事故で大怪我を負った人間が社会復帰するためにリハビリするように、産後の女性もリハビリが必要だと指摘する。

「頭の横幅が10センチほどもある赤ちゃんが子宮から出てくるんです。そんなに大きいものが体内から出てくるケースって、出産以外にないわけで、子宮を含めて骨盤底筋がめちゃめちゃダメージを負っているんです」

普通分娩のみならず、帝王切開であっても、自覚症状があるないに関係なく、出産後はリハビリを受ける必要があると玉川院長は説く。大きなダメージを負ったからだけでなく、リラキシンの分泌によって骨盤が緩み、出産前と比べると3倍も緩くなっているからだそうだ。

「大雨が降った後のゆるゆるの地盤（骨盤）に家（背骨）が建っているようなものです。そのままにしておいては非常に危険なことは分かると思います」

骨盤は妊娠期間である約10か月、長い時間をかけて徐々に緩くなるため、女性自身が大きな変化を感じていないから厄介だ。カエルをいきなり熱湯につければ驚いて飛び出るが、水の中に入れて弱火で徐々に沸かすと、温度変化に慣れていき、生命の危機と気づかないうちに、ゆ

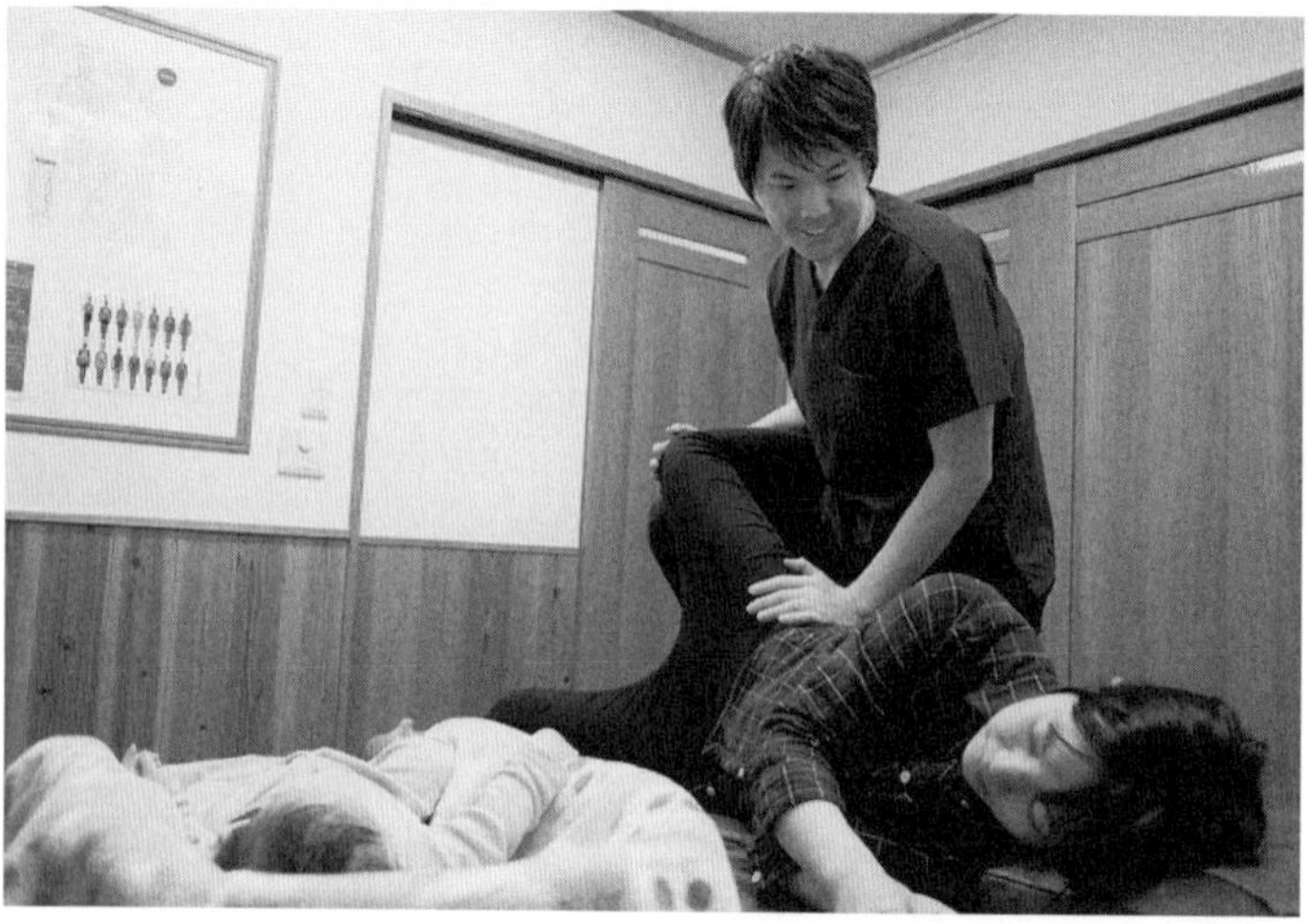

小さなお子様のそばで安心して施術が受けられる

であがって死んでしまう「ゆでガエル理論」と同じと玉川院長。

そこで産後のリハビリのポイントになってくるのが「インナーユニット」と呼ばれる体幹の深層の四つの筋肉――①横隔膜、②腹横筋、③多裂筋、④骨盤底筋群だ。

インナーユニットがしっかり働いていると腹圧をコントロールできるので体幹が安定し、姿勢もいい状態で安定する。それだけでなく、この働きがうまくいくと、腰椎にかかる負担が約30～50パーセント軽減すると言われている。その結果、腰椎がしっかり身体を支えることができるので腰痛予防にもなる。

逆に、インナーユニットである骨盤底筋群や腹横筋が緩んでいると、腰痛のほか、猫背、反り腰、肩こり、膝痛、さらには尿漏れも増え、産後太りの原因にもなる。

「ぽっこりお腹が解消されず、妊娠前にはけたズボンが入らないなどと悩んでいる人も多いですけど、それにはインナーユニットが密接に関わっています。自然分娩であっても帝王切開であっても、インナーユニットの機能回復が産後のボディケアの重要なポイントです」

その点で玉川院長は、不調があるから産後ケアを受けるのではなく、出産を終えた女性は全員、産後ケア、つまりインナーユニットを回復させるリハビリを受ける必要があると訴える。

「はっきり言って骨盤矯正だけでは足りないです。開いた骨盤を戻しましょうと言うのは分かりやすいですが、それだけでは不十分で、それ以上に全身が大事なんです」

そこで、玉川院長の産後整体のポイントを挙げてもらった。次の四つになる。

①骨盤矯正
②肋骨の調整
③内臓の調整
④ペリネケア

まず、①骨盤矯正は、骨盤のゆがみを整えた後に、開いてしまった骨盤を整体で締める。これをやることで骨盤の土台がしっかりするので、腰痛、肩こりなどのほか、尿漏れ、めまい、便秘、足のむくみなど産後のマイナートラブルの解消にもつながる。

続いて、②肋骨の調整だが、お腹の腹筋群は肋骨につながっているので、肋骨の調整を行うとウエストラインがすっきりするし、内臓が上がって産後太りを解消することもできる。③の内臓の調整に関しては、整体とメナジー療法の合わせ技となる。出産後の女性は内臓が下垂しているので、下がった内臓を本来の位置に戻すよう調整する。その結果、下半身の血流が促進されるので、産後太りのみならず、足のむくみも解消されるという。さらに、妊娠中は重いお腹を支えるために重心が前方に移動していて、骨盤が前に傾いて反り腰になっていることから、腰痛になったり、産後体勢の悪い状態で赤ちゃんを抱っこすることで猫背になり、肩こり、腱鞘炎にもなりやすくなる。玉川院長が重心を本来の位置に戻してあげることによって、そうしたトラブルも解消できるというわけだ。

ペリネ（骨盤底筋群）ケアがその後の女性の人生を決める

そして、最後に控えているのが、最も重要な④のペリネケアである。

聞き慣れない言葉だが、ペリネ（perinee）とはフランス語で「骨盤底筋群」という意味で、文字通り骨盤の底にある筋肉だ。子宮や膀胱、直腸などの臓器をちょうどハンモックのように包んで、下から支えている重要な筋肉だという。

産後ケア大国とも呼ばれるフランスでは国を挙げてペリネケアを推奨しており、産後のペリネケアには保険が適用されるというから驚きだ。

玉川院長は産後ケアの研究をする過程で、フランスでペリネケアを勉強してきたママリュクス（mamaluxe）代表で、兵庫県芦屋市などに産前産後専門の整体院を経営している宮田雄平《みやたゆうへい》先生と出会い、宮田先生のビジョンに感銘を受けて薫陶も受けたという。

出産によってペリネが大きなダメージを受けて緩んでしまったり、損傷してしまうと、子宮、直腸、膀胱が下がってしまい、その上に乗っている内臓も下がって産後太りが解消されない。それだけでなく、当然、冷えやむくみ、便秘、腰痛、肩こりなどが起こるほか、子宮と卵巣も入っているのでホルモンバランスが乱れ、生理痛がひどくなる可能性もある。

仮に骨盤矯正をして骨盤を整えたとしても、出産によって大きなダメージを受けたペリネが緩いままでは骨盤だけ締めてもその状態を維持することは難しい。そうなると尿漏れや、子宮脱と言って子宮が膣から体外に出てしまうようなトラブルの原因にもなる。

「妻も骨盤底筋が損傷しましたが、赤ちゃんが大きいと損傷しやすく、骨盤底筋はズタズタになって力が入らなくなります。それはまさに交通事故で大怪我したのと同じです。ですから、ペリネケアをしっかりやっておかないと、『二人目不妊』の原因となってしまう可能性があります。逆に言えば、ペリネケアをしっかりやっておけば二人目も授かりやすくなります」

ペリネケアは対象が女性のデリケートゾーンなので、直接触れることは絶対にしない。そのため、骨盤底筋がついている坐骨に接触し、エクササイズを施す。骨盤底筋はちょうどおならを我慢するとき、肛門をキュッと収縮させると動く筋肉でもあるので、マンツーマンで対峙し、息を吸ったり吐いたりさせた後で、お尻の穴や膣、尿道を締める運動を行うという。

「約4か月のプログラムの中で①〜④の施術を行い、産後ケアをしていきます。そして、産後の健康な身体だけでなく、自分史上いちばん綺麗になってもらいたいと考えています」

子どもを産んだから綺麗じゃなくても仕方ないではなく、子どもを産んでも自分史上いちばん綺麗になる——女性の心に響く、実に魅力的な言葉ではないだろうか。


（取材・文／萩原）

——産前産後の母体を整える神ワザ治療院10選——

友廣啓介院長
大聖寺治療院
（石川県加賀市）

腰痛、逆子の治療から産後の骨盤矯正まで
長い鍼と整体を駆使する昔ながらの治療院

城下町だった大聖寺にたたずむ昔ながらの治療院

石川県で最も西にある加賀市、その中心的な街が大聖寺だ。

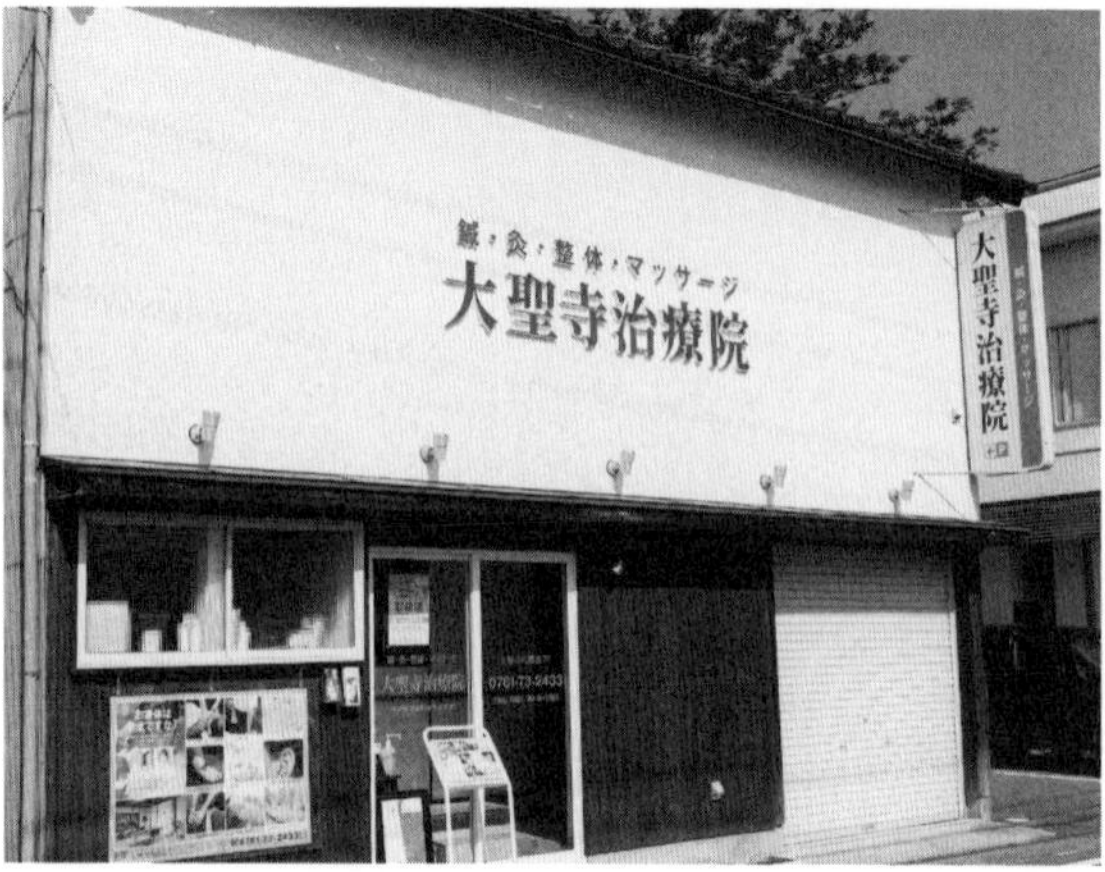

ＪＲ大聖寺駅から車で数分。すぐ近くに、かつて大聖寺城があった錦城山公園がある

鎌倉時代に築かれたという大聖寺《だいしょうじ》城の城下町で、江戸時代に入って一度は廃城となるも、1639年に加賀藩第3代藩主・前田利常の子・利治が大聖寺藩を興し、宿場町としても栄えたそうだ。また、大聖寺は日本を代表する陶磁器の一つ、九谷焼発祥の地でもある。

そんなJR北陸本線の大聖寺駅から北へ約1キロ、往時の城下町の風情を今に伝える日本家屋が点在する一角に、友廣啓介《ともひろけいすけ》院長と奥様のみどりさんが営む『大聖寺治療院』がある。

昔ながらの古民家をリノベーションして2012年に開業した。治療室は木の温もりを感じる広々とした空間で、鴨居には東洋医学伝来の額が飾ってあり、天井にはレトロな扇風機が回っている。どこか時間がゆっくり流れているような居心地のいい空間である。

友廣院長は隣町の福井県坂井市の生まれだが、「結婚して40歳で独立開業しました。ここは大家さんが子供の頃からお世話になっている大叔母に当たる方で、場所も人も馴染みがあることから大聖寺に決めました」とのこと。

幼い頃、友廣院長は父親が滋賀県彦根市にある人気の整体院まで治療を受けに行くのについていった。行くときには辛そうで暗い表情をしていた父親が、治療を終えると、まるで別人のようにすっきりして満面の笑みを浮かべているのに驚いた。

そんな姿を何度も目にするうちに整体師への憧れが生まれ、幼心に自分も同じ仕事をしたいという夢が芽生えたそうだ。

高校卒業後に上京し、昼は警備員の仕事をし

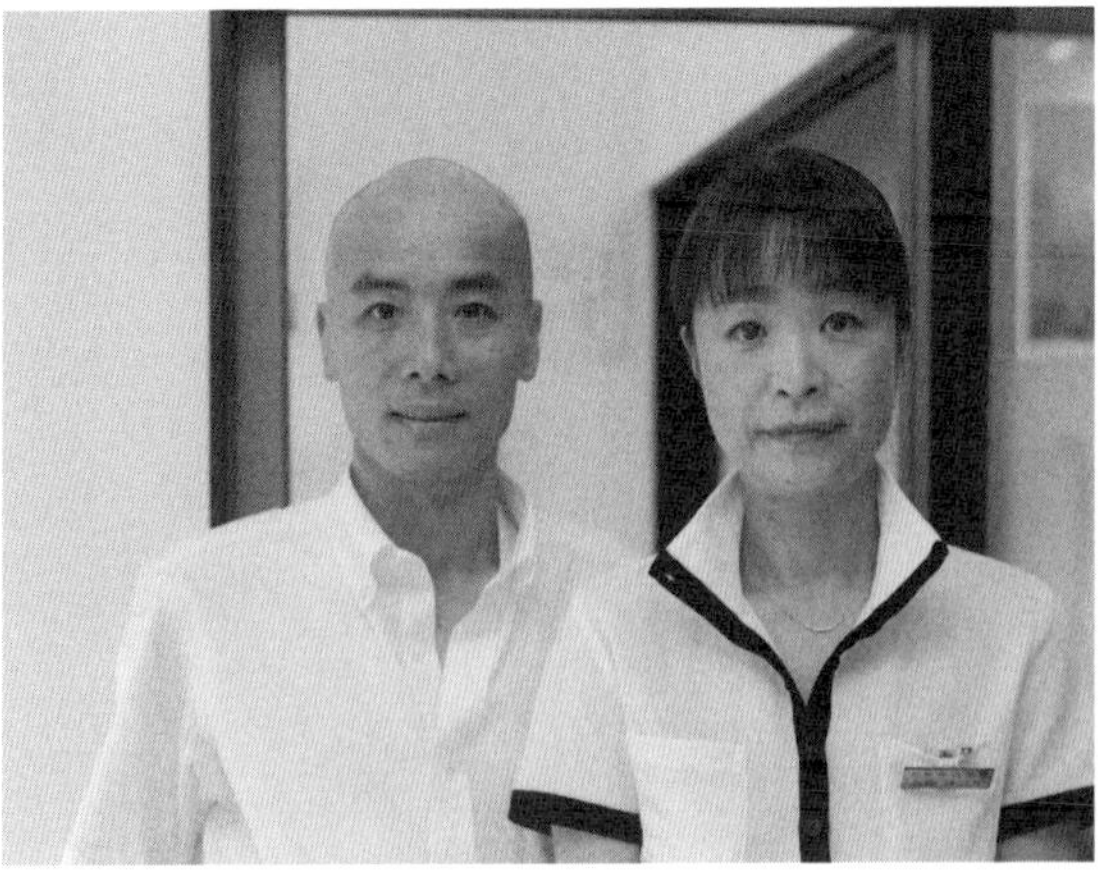

友廣啓介院長と奥様のみどりさん。みどりさんも治療師で、妊娠、出産を経験しているので産前産後の悩みを抱える女性には心強い味方だ

ながら、夜は彦根の先生が学んだという長生学園に通い、あん摩マッサージ指圧師の国家資格を取る。卒業後は長生学園の恩師に弟子入りし、住み込みで働き始める。だが、一旦は良くなった患者さんがしばらくするとまたやって来ることに疑問を抱き、今度は鍼を学ぼうと考えて日本鍼灸理療専門学校に入学する。

「再発される方というのは、結局、奥のほうのこりが取れていないんです。そのときはまだ気づいていませんでしたけれど、奥まで届くような感じで長い鍼を打つと、こりがしっかり取れるので、ゆがみは戻りにくいですし、再発もしにくい。それが長い鍼の大きな長所です」

こうして鍼灸師の国家資格も取って幾つかの治療院で働いた友廣院長は、やがて予約が先まで埋まってしまうような人気治療師となった。そして、交際していたみどりさんと結婚する。みどりさんは整体の仕事をしていた父親と同じ道を進み、整体に加えて国家資格を取りたいと考えて日本鍼灸理療専門学校に学び、あん摩マッサージ指圧師の国家資格を取得した。その後、接骨院、整形外科、鍼灸マッサージ治療院、リラクゼーションサロンなどの勤務を経て8年後に独立開業し、その後、池袋と荻窪に治療院を2店舗有するまでに至る。

そして2023年の今、二人で大聖寺に治療院を開業して11年目を迎えた。

今では珍しい太く長い鍼で患者さんの痛みをしっかり取る

昨今、鍼灸を治療に取り入れてはいても、実際に使う鍼はというと長さ数センチの短くて細い鍼を使う先生が多い。実際、これまでに取材した中で昔ながらの長い鍼を使う先生は友廣院長が初めてだ。そのことを正直に話すと、友廣院長はこう答えてくれた。

「私も最初は驚きましたが、やっぱり結果が全然違います。見た目太くて長いですし、根元まで深く刺すこともありますから痛みはそれなりにありますが、患者さんが抱えていらっしゃる症状よりは痛くないと、いつもお話ししています」

確かに10センチ以上もの長さの鍼を目の前に出されて、これを根元まで身体に刺すのかと思うと怖くないと言えば嘘になる。でも、少しの我慢で、これまでどこで治療してもらっても消えなかった痛みから解放されるのなら、きっと涙が出るほど嬉しいことだろう。

そんなときは、坊主頭の友廣院長がまるで仏様のように見えるに違いない。

「過去に鍼をやってみたけど効かなかったとおっしゃる患者さんには、うちの鍼を受けてみてくださいと勧め、実際に治療をしてみると、みなさん満足していただけます」

太くて長い鍼の技法は専門学校で教わったものではなく、治療院を開業後に各地の勉強会に参加する中で出会った京都と小松の二人の先生のテクニックを、友廣院長がハイブリッドさせた上で習得した独自の神ワザと言ってもいいだろう。

そしてもう一つ友廣院長の優れたテクニックが、いわば情報収集活動ともいえるものだ。治療中の患者さんとのやりとりの中から、痛みの原因や再発する要因となる習慣や動作などを探っていく。当然、治療前の問診では聞かないようなこともさりげなく聞き出していく。

「患者さんがこれまでどんな仕事をされていたか、つらいときに家族が手伝ってくれるのか、おじいちゃん、おばあちゃんがいるか、あるいはスポーツをやっていたかとか、もともと丈夫だったかなどです。問診では根掘り葉掘り聞けませんけど、マッサージして楽になってくると患者さんも心を開いて話したくなってきます。その情報って実はすごく重要で、治療につながります。それと、なぜ再発するかというのは、結局どうしたら再発しないかということの裏返しで、答えはそこにあるみたいなものですから、普段の良くない習慣を変えられるような提案をするんです」

腰でも肩でも、あるいは産前産後ケアでも、痛いのに治らない、治ってもまた痛くなるという人は、その人の身体の使い方にも原因があると友廣院長は指摘する。また、痛みがある場所と原因の場所は違うことが多い。そういったことを一緒に考えながら、患者さんの切実な気持ちに応えて、友廣院長は痛みの根本を断つ治療を行っていくという。

鍼と灸、そして両脚のぷるぷる運動で逆子の悩みを解消！

そこで、まずは産前ケアの話から友廣院長にお聞きしていこう。

東京で働いていたころから妊婦さんを相手に整体をしていたそうだが、腰痛や肩こりなど骨と筋肉系の痛みは通常の整体および鍼治療とそうは変わらない。妊娠後、半年くらいまではうつ伏せの治療も可能だが、多少は力の入れ具合を加減しながら治していく。

妊娠時に多い足のむくみや坐骨神経痛などの場合は、患者さんにうつ伏せが可能な時期であればうつ伏せ、そうでなければ横向きに寝てもらってマッサージする。

ただし、妊婦さんの治療で気をつけなければいけないことが二つあるという。

一つは、両脚の内側の「陰経」と呼ばれる経絡を強く触ってはいけないということ。

もう一つは、くるぶしの上にある「三陰交」と呼ばれるツボを刺激し過ぎないということ。

ちなみに、ここを強く刺激すると赤ちゃんが子宮から出てしまうことから、江戸時代には三陰交に鍼を打つことで堕胎を行っていたそうだ。

また、陣痛が始まるのは夕方からが多いため、治療は午前中を推奨している。

こうした産前産後の患者さんを治療する上で、一つの転機となったのが奥様のみどりさんの妊娠・出産体験だと友廣院長は打ち明ける。

「妊娠中や出産後、妻の身体の不調を治療し続ける中で、なぜこんなゆがみ方をするのか、なぜ一般的ではないこの箇所が痛くなるのか……といった未知の疑問が湧き、女性の妊娠・出産というものは、その方の人生において過去に経験したことのない身体の使い方をするため、身体への負荷が非常に大きいことが原因であると理解できました」

みどりさんの身体の悩みを間近に見て、それを介抱した経験は友廣院長にとって、治療家として大きな財産になったことだろう。

次に、逆子の治療も可能で、その場合、大聖寺治療院では鍼灸治療の効果を上げるためにまずは独自の運動を行う。両脚の小指は子宮とつながっているため、友廣院長が小指を掴んで少し持ち上げ、そのまま1分ほど軽く左右に振り、一旦止める。その後、同じ運動を3、4回繰り返す。その際、患者さんに赤ちゃんがお腹のどちら側にいるかを聞いて、そこから赤ちゃんの頭が下向きになるようイメージを送りながら、左右の力加減を変えて動かす。

続くお灸では、「半米粒大《はんべいりゅうだい》」といって文字通り米粒の半分ほど、2、3ミリ大の艾《もぐさ》を、お腹の赤ちゃんがいるのとは逆側の足の小指のツボに置いて火を点ける。1秒ほどで燃え尽きてしまうそうだが、これを最初は5回試す。全部で10分ほどの治療だ。また、三陰交には「切皮《せっぴ》」と言って鍼で皮膚の表面にちょっとだけ刺す治療を行う。

過去には、「今日ダメだったら帝王切開の日を決めます」という切羽詰まった患者さんもやってきたというが、「1度の治療で治ることもあれば、2、3度必要なこともありますが、これまで約7割の確率で逆子を戻すことに成功しています」とのこと。

産後の腰痛、肩こり、骨盤の開きも鍼灸と整体で治す

産後の不調を抱えてやって来る患者さんに対して、友廣院長はこんな思いを抱いているという。

「母親になると常に赤ちゃん優先で自分の身体は後回しになりがちで、気づかないうちに身体がつらいのは当たり前になってしまいます。私の経験上、その蓄積が大きな不調の原因になることが多々見られますので、そんな方には、産後の骨盤調整だけでなく、その他の不調も施術できることを提案し、産後の生活の質を少しでも上げていただけるよう努めています」

産後の悩みでは、やはり腰痛、肩こり、背中の痛みなどが多いという。その際、整体も行うが、お腹に赤ちゃんがいなくなったら、いよいよ長い鍼の出番である。

多い悩みの一つが腱鞘炎で、これは常に赤ちゃんを抱いて行動することから手首に大きな負担がかかるのが原因である。「手首が痛くても抱っこし続けなくてはいけませんし、治りきらないで抱っこをすると、再び痛めてしまうことがよくあります」と友廣院長は指摘する。

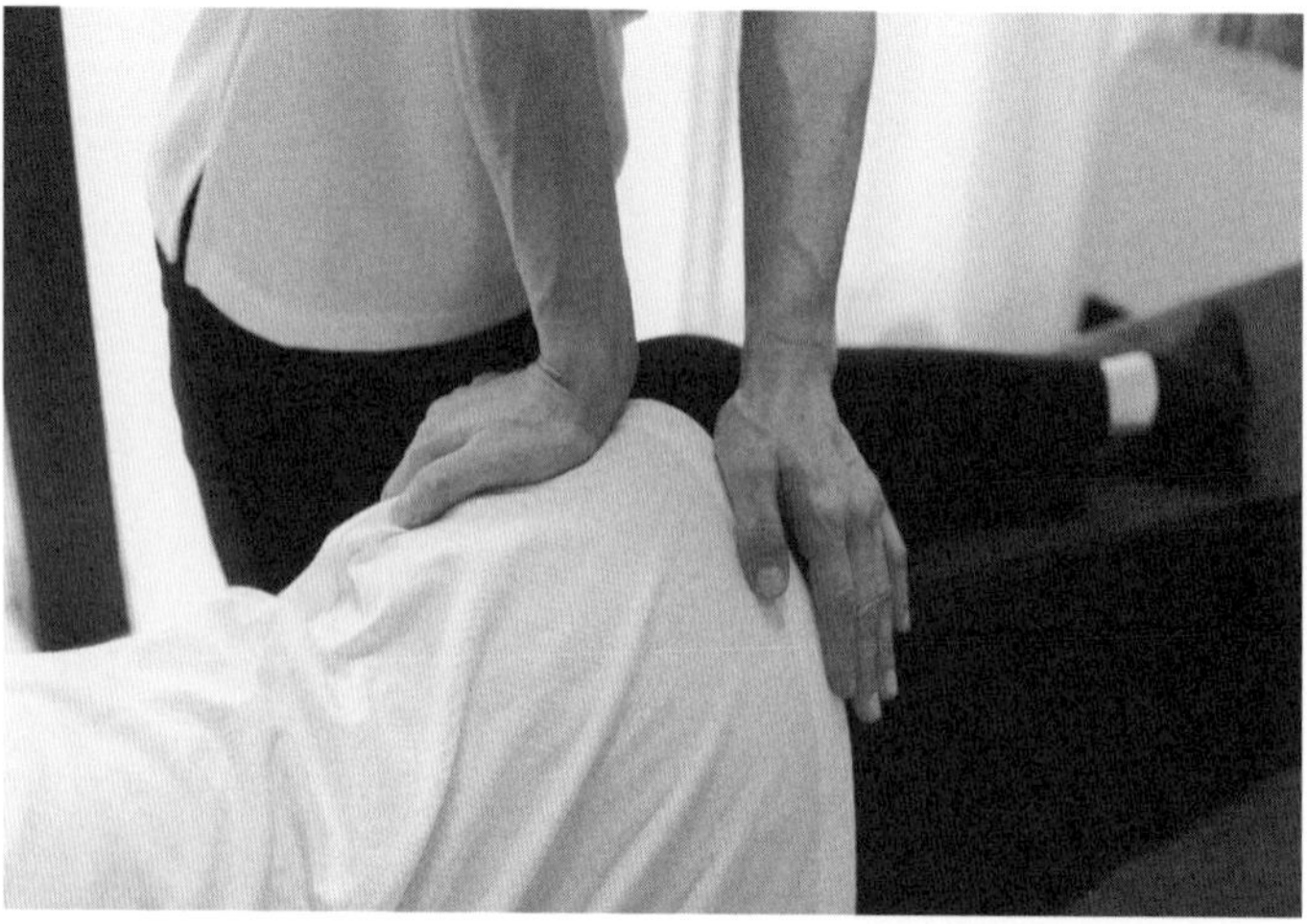

骨盤を調整する友廣院長。筋肉を緩めて骨を調整すれば自然と正しい位置に戻るという

治療は鍼とマッサージが基本で、マッサージは関係している筋肉をただもむのではなく、痛みを取るマッサージを行い、患部の筋に鍼を打つ。腱鞘炎においても予防は大事なので、普段、どのような腕の使い方で抱っこをしているのか聞いて、抱っこをする際の腕の使い方をレクチャーする。身体に負担をかけない抱っこの仕方のポイントは二つあって、一つは、脇を締めて身体の近くで抱っこをすること、もう一つは、手の平を上にして上腕二頭筋（力こぶの筋肉）を使った抱っこをすること。最後に、治るまでは痛い方の腕ではあまり抱っこはしないようアドバイスし、場合によってはやり方をレクチャーしながらテーピングをしていく。

産後ケアにおいて、出産で開いてしまった

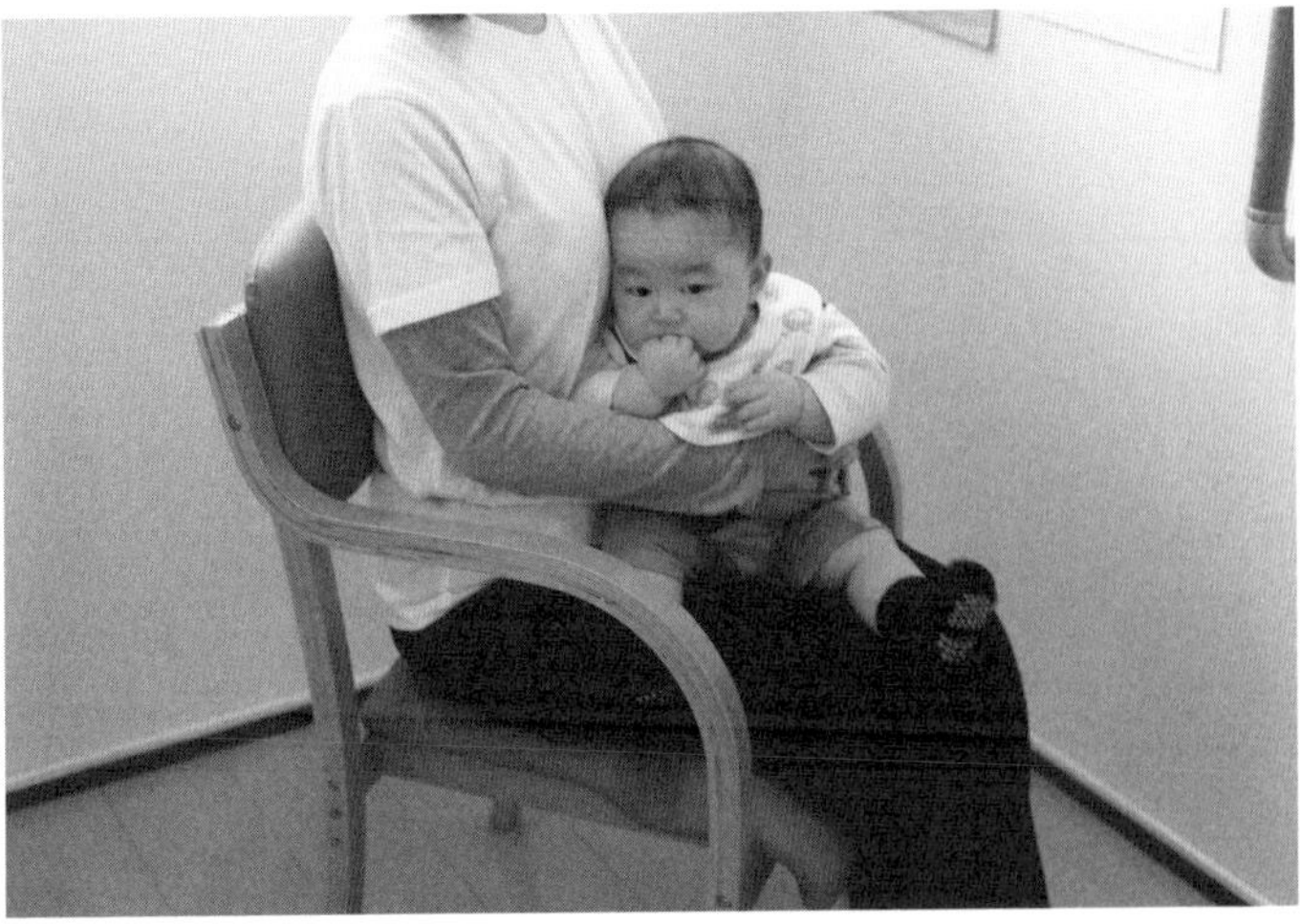

赤ちゃんを抱っこしたときの座り方。座面の奥までお尻を置き、骨盤を立てて背もたれを使う

骨盤を戻すのも非常に重要な治療である。

骨盤矯正は、出産後、骨盤周りの環境が整う1か月半から2か月頃から始めるが、産後すぐにどうしても腰が痛いという患者さんの場合はその限りではない。

開いた骨盤を元に戻す治療法としては、まずは腰から骨盤周りの筋肉をマッサージし、必要に応じて鍼を使ってほぐす。その後、骨盤の前（寛骨《かんこつ》）と後ろ（坐骨）、股関節を調整していく。ただし、骨盤だけを正しい位置に戻しても、骨には筋肉がついているため筋肉が硬くなっているとすぐまた元に戻ってしまう。そのため、筋肉も緩めてあげないといけない。

ほぐす骨盤周りの筋肉には、大殿筋、中殿筋、小殿筋、梨状筋、腸腰筋、脊柱起立筋などがある。そのあたりは整体のテクニックを応用するが、どうしても硬さが取れないときには鍼を打つこともあるという。骨盤を戻して全体的に硬くなっている筋肉をほぐして緩めると、骨が自然と勝手に良い位置に収まっていくそうで、友廣院長はそれを手助けしているだけと話すが、それこそがベテラン整体師ならではの神ワザではないだろうか。

「骨盤矯正は1回で治る人もいます。ただ、気をつけていただきたいのが、普段の座り方です。椅子に座ってだらんと足を広げた姿勢をしていると、骨盤が開いた状態に戻ってしまう。椅子に座ったときも正しい姿勢が重要ですが、それはよく言われるように背骨がS字になっていること。背骨の真ん中が出てしまうのは悪い姿勢で、腰痛の原因にもなります」と警告する。

浅く座って骨盤が寝た状態で背もたれを使う座り方はNGで、ポイントは座面の一番奥に座り、骨盤を立てて背もたれを使う座り方だという。

ただ、一つ注意点があって、それは骨盤矯正すると代謝が良くなって食が進んでしまうということ。食べ過ぎは禁物だが、空腹を抑えきれないときには耳の穴の周囲に食欲を押さえるツボがあるので、そこに東洋医学で使う〝種〟を貼って、軽く刺激するといいそうだ。

他に、頭痛を訴えてやって来る患者さんもいるという。授乳中は薬が飲めないことから、子供用の頭痛薬を飲んでいるものの、それでも痛みが治まらない患者さんが大聖寺治療院の門を叩いてくる。そんなときこそ鍼の出番で、楽にしてあげるそうだ。

患者さんの人生を考え、治療だけでなく予防も提案する

「子育てもそうですけど、その後の長い人生を健康に過ごすためにも、痛みの根本を断つ治療が必要なことを患者さんにはご理解いただいています。そのためには治療だけでなく、可能であるなら予防もすることで産後の生活が楽になるお手伝いができればいいですね」

産前産後の女性の悩みは複雑な方も多く、施術だけでは解決しないことも当然ある。そんな中でも友廣院長は、ゆがみや痛みを治療して終わりではなく、どうしたら再発を予防できるか、どうしたら少しでも改善できるか、患者さんに寄り添って根気強くレクチャーしている。

39歳で一人目を出産し、43歳で二人目を出産した奥さんの実体験も、患者さんにとっては心強い限りである。当然、女性の治療師を望む患者さんには奥さんが施術しているそうだ。

最後に一つ書き加えておくと、大聖寺治療院の料金は決して安くはない。

昨今、治療院の料金は1時間2000円~4000円が平均的な価格帯で、さらにホームページ割引やSNS割引など割引競争も激化している。そんな中、大聖寺治療院は低価格競争にはきっぱりと背を向けている。詳しい金額はホームページを参照していただきたいが、そうした料金体系を取っているのには理由があると友廣院長は語る。

「あそこ（大聖寺治療院）は料金が高いから何度も行けないけれど、年に数回、つらくなった

ら行くことにしているというお言葉をよくいただきます。高いですけど、値段に見合った効果はあると思われているようです。私としても、それなりのお金をいただく以上、結果を出さないと次がありませんから、常に真剣に患者さんと接しています。値段は私なりの覚悟です」

大聖寺治療院は、身体の不調を抱えた人のいわば〝最後の砦〟なのかもしれない。

そんな友廣院長が患者さんに接していて一番嬉しいのは、特に初診の患者さんが一通り治療を終わって立ち上がった時、「あ、痛くない！」と、キラキラした目で言ってくれる瞬間だという。そんなときは〝よしっ！〟と、心の中でガッツポーズを取っているとか。

「毎回、毎回、その瞬間を目指して治療にあたっています！」

友廣院長自身、キラキラした目でそう言って笑った。

（取材・文／萩原）

―― 産前産後の母体を整える神ワザ治療院10選 ――

西村徳啓院長
西村バランス治療院
（東京都江東区）

関節をきれいに入れ直す低刺激の「関節圧着」と東洋医学的アプローチで全身のバランスを調整

原因不明の体調不良を克服し、治療家の道へ

昔ながらの下町情緒が残り、交通の便の良さでも知られる木場。東京メトロ東西線木場駅から徒歩6分、1番出口から沢海橋を渡り、永代通りの東陽三丁目交差点で左折して大門通りへ入り、東陽五丁目バス停まで直進すると『西村バランス治療院』に到着する。

院内に入ると、オゾン空間除菌、高機能抗ウイルスフィルター、オゾン&マイナスイオン発生器をはじめとした機器が導入された清潔な空間が広がる。妊産婦さんでも安心して通院できる「外気より安全な院内空気環境」を目指しているという。また、仕事や育児で忙しい患者さんにも対応したいと、朝7時から、夜21時からであっても割増料金なしで施術にあたる。治療技術はもちろんだが、それ以外でも患者さんのためになることは何なのかを

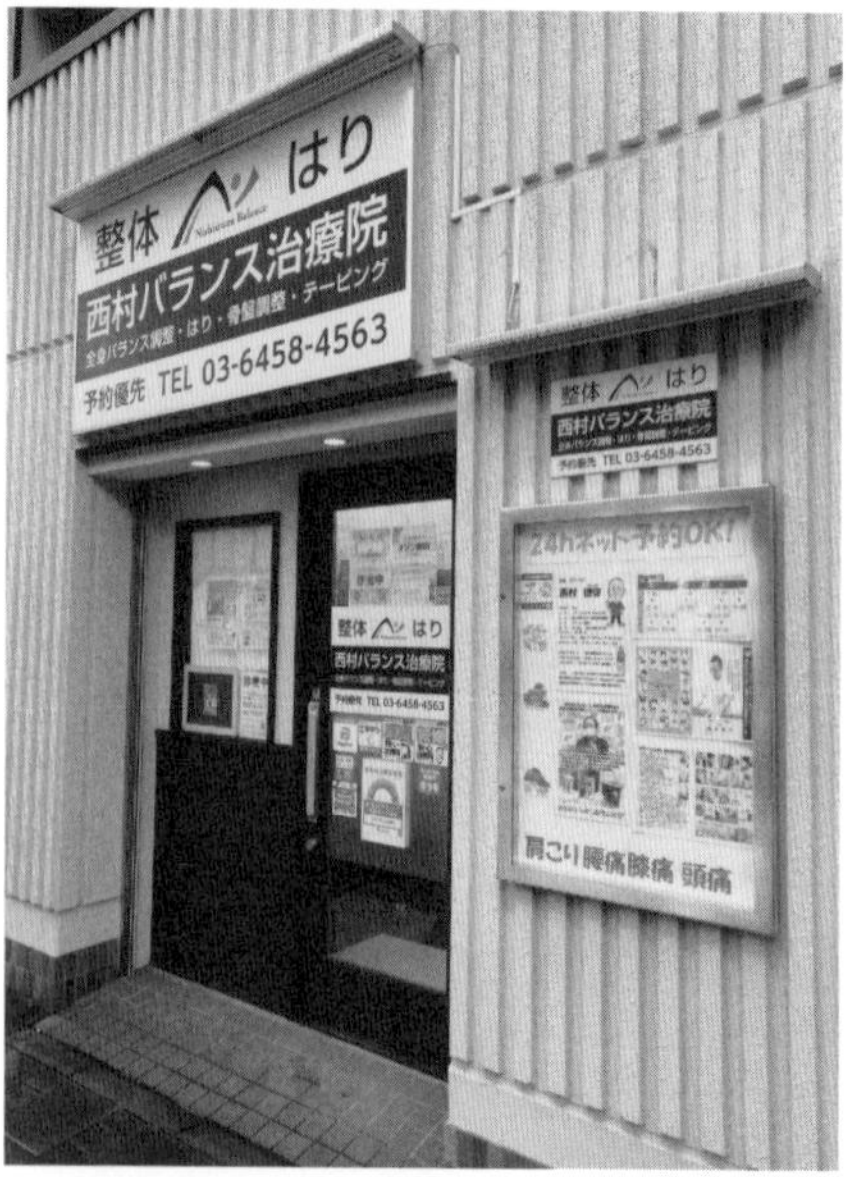

地域の患者さんから愛され、江東区エキテン口コミランキング連続１位を更新中

日々模索しながら、患者さんと真摯に向き合う治療院だ。

西村徳啓《にしむらのりひろ》院長が同院を開業するまでには、さまざまな苦難や出会いがあったという。

「学生時代はすべてサッカーに捧げていました」と笑う院長。当時サッカー王国と称された静岡県で幼稚園からサッカーを始め、小中高とサッカー部に所属した。早稲田大学在学時には東京都社会人リーグ4部で友人たちと共にチームを立ち上げ、2部まで昇格し、天皇杯にも参戦するなど充実したサッカー人生を歩んだ。

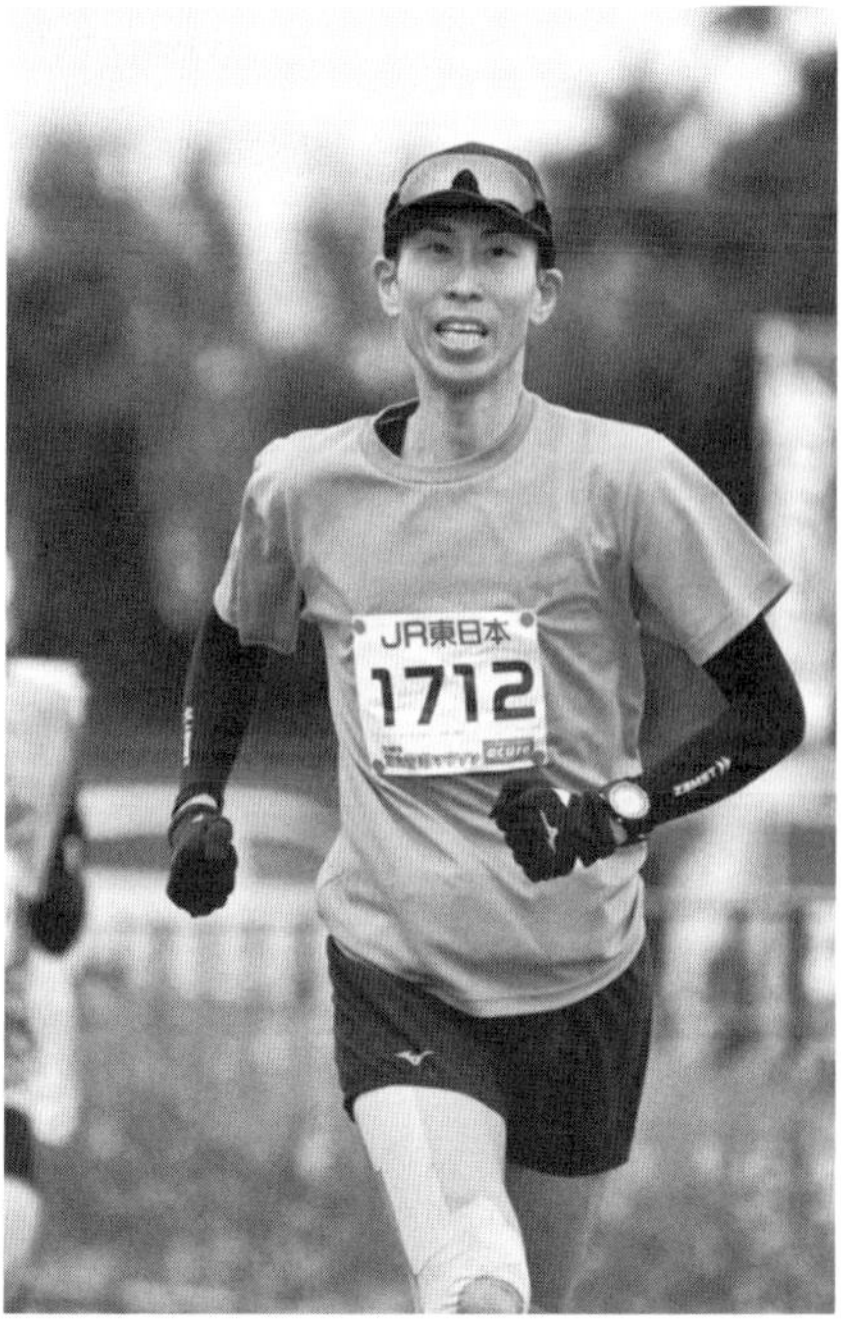

多様なスポーツ歴を持つ西村徳啓院長。長年続けるマラソンは〝生活の一部〟

その代償として、骨折、亜脱臼、腰痛、膝痛、ふくらはぎの筋断裂など、ケガが絶えることはなかったという。

「子どもたちには、ケガや痛みに悩まされることなく、思う存分、大好きなスポーツに専念させてあげたい、そんな仕事がしたいという思いが芽生えていたのでしょう」と西村院長は振り返る。

大学卒業後はＩＴ関連、福祉関連の仕事に就いた。ところが仕事が合わなかったことに加え、福祉関連の会社では、最終電車にぎりぎり駆け込むような毎日だった。休日出勤も当たり前という過酷な労働環境のなか、原因不明の体調不良に苦しめられるようになる。さまざまな医療機関を受診したものの、どこでも「異常なし」という診断結果。危機感を覚えた西村院長は、まずは体調回復を最優先にして、京都に移住し、アルバイトなどをしていたという。

そんなある日のこと、西村院長はたまたま目についた鍼灸整骨院の扉を開け、「働かせてほしい」とお願いしていたという。それは本当に何かに導かれたとしか思えない瞬間だった。これが西村院長の治療家への扉だったのだろう。とんとん拍子に話が進み、その鍼灸整骨院で働くことになったのだ。

鍼灸整骨院で働きながら、鍼灸師の専門学校に通うという二足のわらじの多忙な生活が始まった。しかし、西村院長は充実した日々を送っているという実感を得ていたという。

しばらくして、勤務していた鍼灸整骨院の院長から、「治療家になるなら、花谷先生のセミナーに参加するといい」と勧められた。花谷先生とは、花谷博幸《はなたにひろゆき》氏のことで、経営と治療術の業界最大の研究会を主宰し、全国の治療家に講演、技術指導も行っている。

「花谷先生のセミナーに参加して、ご著書に触れていくうちに、どうしても花谷先生の元で修業したいという思いが募り、埼玉の花谷先生の整骨院で勤務させていただけることになりました。花谷先生からは、治療家としての技術、治療院経営という業界スキルはもちろん、そのベースとなる社会性、人間性という最も大切な部分を鍛え直していただきました。一生頭が上がらない、人生の恩人です」

4年間勤務したのち、花谷先生から独立の話があり、晴れて2013年に現在の地に『西村バランス治療院』を開院することになった。指導が厳しいことでも有名な花谷氏の直接の二番目の弟子として、現在も技術・知識の向上に向けて研鑽の日々が続いている。

「関節圧着」と東洋医学的アプローチで全身のバランスを調整

『西村バランス治療院』では、産前産後の母親のみならず、すべての患者さんに対して、身体のゆがみを把握し、全身のバランスを調整していくことを基本としている。筋肉だけにアプローチする対症療法的な慰安マッサージとは異なり、各関節を一度抜いてきれいに入れ直す「関節圧着」と、経穴・経絡にアプローチする東洋医学的な考え方を取り入れた根本治療法が大きな特徴と言えるだろう。

「痛みの少ないソフトな刺激の整体方法です。『バキバキ音がするのは怖い』という患者さんは少なくありません。必要以上に関節を鳴らすと関節がゆるくなり、安定性が損なわれる可能性も否めません。また、恐怖心があると身体全体に力みやストレスが生じて、かえって症状が悪化する可能性もあるため、当院ではノンストレスのリラックス状態で治療を受けてもらいたいと、現在の治療スタイルになっています」

これは花谷先生から長年にわたり直接指導を受けた、非常に限られた先生からしか受けられない治療スタイルなのだという。

「関節圧着」の治療では、胸肋関節、股関節、膝関節、足関節、肩関節、肘関節、手関節、仙腸関節、頸椎、胸椎、腰椎といった主要な全身の関節など、約20か所を安全に、そして的確に調整していく。

また、全身の状態に重要な影響を与える「膝窩《しっか》」と「胸部」にも着目した施術も特徴のひとつだろう。

「ひざ裏の膝窩は、膝窩動静脈、坐骨神経（脛骨神経、総腓骨神経）のある重要な部位です。東洋医学的にも委中《いちゅう》という経穴があり、腰痛や背中の痛みに対して効果が期待できます」

膝窩の硬さや痛みなどの緊張を緩和させることは、足腰の血流とリンパ液の流れを改善させ、足腰の筋疲労の軽減や足腰の冷え・むくみの軽減、腰痛の改善につながる。胸部（小胸筋、大胸筋・デコルテ）は、全身のリンパ液が流れ着く終着点、出口として重要な部位だ。胸部の状

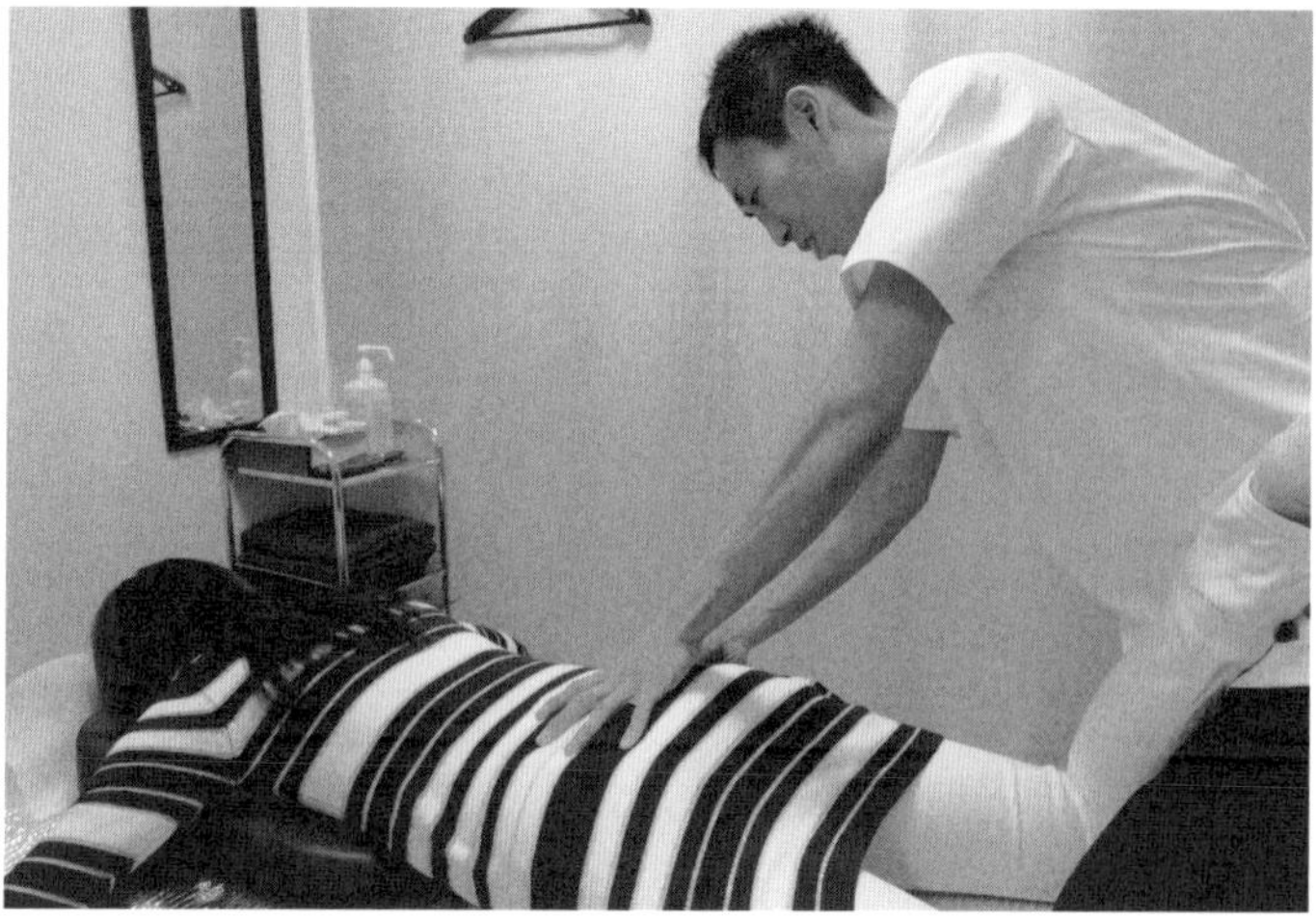

西村院長の短時間で的確な手技はノンストレス、リラックス状態で治療が受けられる

態を改善させることで、胸郭周辺の筋緊張が緩和され、胸郭の動きが解放され呼吸が深くできるようになり、体内の酸素不足の解消が期待できるという。このほか、バランス調整整体は全身すべての部位が治療対象となる。

施術時間は、整体で15分前後、鍼治療で10分前後、整体と鍼治療を組み合わせても25分から30分と短いのも特徴だ。これも強すぎる刺激や長すぎる施術は、かえって患者さんのストレスになるとの考えから、短時間で的確な手技で治療にあたっている。短時間での効果的な施術は、妊婦さんはもちろん、時間に追われる育児中の女性にとってもうれしい施術と言えるだろう。

ここで、西村院長の治療の流れを簡単に見ていこう。

心と身体は切り離せないという考えのもと、まずは丁寧な問診、カウンセリングを行う。その後、産前産後ケアの患者さんの場合も、全身のバランスチェックからスタートするのが基本だ。

鏡の前に立ってもらい、現在の身体のゆがみの状態（左・右へのねじれ、左・右への傾き、前・後ろへの傾き）をチェックし、患者さんに今の身体のバランスがどのように崩れているのかを目視で確認し合いながら伝えている。

「例えば、左にねじれ、左に傾き、前傾しているという患者さんの場合、この状態が患者さん自身にとっては楽に感じる姿勢です。しかし、直立不動の、いわゆる〝良い姿勢〟になっていただいた状態で、右肩周辺、および右膝付近の内側の太股に刺激を与えると強い痛みが生じます。次に、この患者さんにとって現状の楽な姿勢（左ねじれ、左傾き、前傾の姿勢）をとっていただいて、同様に刺激を与えても強い痛みは感じないのです」

これは、身体にゆがみがある状態で良い姿勢をとると、身体が緊張し、痛みが生じることを体感してもらうためのもので、ゆがみを治す必要性を納得してもらうことが目的だ。

その後、うつ伏せになり（妊婦さんの場合は横向き、仰向きのみ）、筋肉や関節の具合をチェックし、丁寧に調整。続けて仰向けになり、身体の前面をチェックし、股関節、足関節、肩関節、肘関節、手関節などの主要な関節を安定した状態に調整する。次に首の調整に入る。

頸椎の調整をすることで、首の横を通る血管の流れが改善し、頭痛、眼精疲労、肩こりなどは顕著に改善するという。最後に再度、立ち姿勢でバランスの調整をし、鏡を見ながら治療前後の身体の違いを確認してもらう。

すると、施術前と比べて明らかに姿勢がよくなっていることや、触られて痛かった部分が痛くなくなっていることに驚く患者さんも多いという。また、姿勢がよくなり身長が伸びたように感じたり、視野が明るくなって物が見えやすいという声も多く聞かれる。

「腰痛、肩こり、膝痛などの表面化する痛みは枝葉に過ぎず、原因の根っこは『全身のバランス』状態にあります。症状が出ている局所だけではなく、全身のゆがみを徹底的に調整する根本治療が基本方針です」

3人の子どもの親になって初めて知る妊産婦の大変さ

西村院長が趣味でマラソンに取り組むこともあり、同院の患者さんには、マラソン愛好家や妊婦さん、産後の女性が特に多いのが特徴だ。

「産前産後ケアを行うようになったのは、妻が出産したことが大きかったと思います」

と振り返る西村院長は、現在3人の子どもに恵まれているが、奥さんに対する妊娠、出産、

西村バランス治療院（東京都江東区）

産後の治療、ケアを行うなかで、勉強不足だったことや座学ではわからなかったことなど、多くの気づきを得たと語る。その経験を踏まえ、師匠の「妊婦さん治療セミナー」を受講したほか、少しでも良いコンディションで出産に臨むために何ができるのかを改めて見つめ直し、技術や知識の習得にいそしんだ。そして、その結果を来院する患者さんに還元したい、との思いが強くなったという。

出産でパワーを消耗し、身体が回復しきらないうちに育児はスタートする。腰痛、首や肩の痛み、手首の痛みなどの産後トラブルは、自然治癒では追いつかないのが現状だろう。メンタル面でも慢性的な睡眠不足や、特に初産の場合、夫やパートナーの理解を得られないというケースもあり、産後は心身ともにつらい状況を強いられる。

出産後の身体が元の状態に戻るまでの産褥期《さんじょくき》は6週間から8週間と言われる。この時期は安静にするのが理想だが、多くの女性が、ワンオペ育児や早々に仕事復帰をしなければならないケースが多く、『安静に』などと言っていられないのが現状だ。しかし、産後の身体に適切に手を加えることで、自然に回復するよりもよりよい身体の状態にしていくことも可能だという。

「だからこそ積極的なケア、治療が必要だと思います。何もしなければ元の身体に戻るまでに年単位の時間が必要になりますが、治療を受けていただければ確実に時短できますし、時間が短縮された分、痛みによるストレスなどママにとっての不利益も減っていきます。また、身体のバランス、骨盤の形状を含め、産後は女性の身体が新しく、よりよい状態に整えられる好機でもあるととらえてもらいたいですね。実際に私の妻にも産後ケアをしっかり行いましたが、出産前よりも身体の調子がいいと言っています」

妊娠・出産はかけがえのない時間であるとともに、心身ともに女性の身体にかかる負荷は計り知れない。身体のバランスを崩したまま、ゆがみを残したまま、待ったなしの育児を続ける女性は多いが、これではさらなる心身のトラブルを引き起こしてしまうリスクも出てくるのだ。

「育児に悩むことや、トラブルが起こっても、心身が健全であれば問題に対処できるものです。逆に能力はあるのに、心身の不調があれば対処しきれません。だからこそ、産前産後のママはご自身の身体のケアを疎かにしないでほしいと思います」

これは、西村院長が会社員だった頃、原因不明の体調不良で仕事のパフォーマンスを思うように上げられなかったつらい経験があるからこその心からの言葉なのだろう。

痛みや不調で育児をつらいと感じる母親を減らしたい

産前産後ケアについては、全身のバランス調整に加えて骨盤調整をオプションで施すケースが多いと西村院長。施術のタイミング、スケジュールは、次のようなパターンが一般的だという。

◆産後トラブルがない人　1回目→1週間後に1回→2週間後に1回→3週間後に1回の計4回
◆産後トラブルがある人　週1回を1か月→2週間に1回を2～3か月

同院の骨盤調整は、横向き寝の状態で施術を行う。骨盤（寛骨）の凹みに対して股関節を押し込むような形での調整、仙腸関節の圧着調整（関節のゆがみを整え、余分な隙間を埋める手技）、お尻の筋肉の過緊張を緩和させる調整を中心に行っていく。産後ケアでは、「1回の骨盤調整でズボンがサイズダウンした！」という声もよく聞かれる。

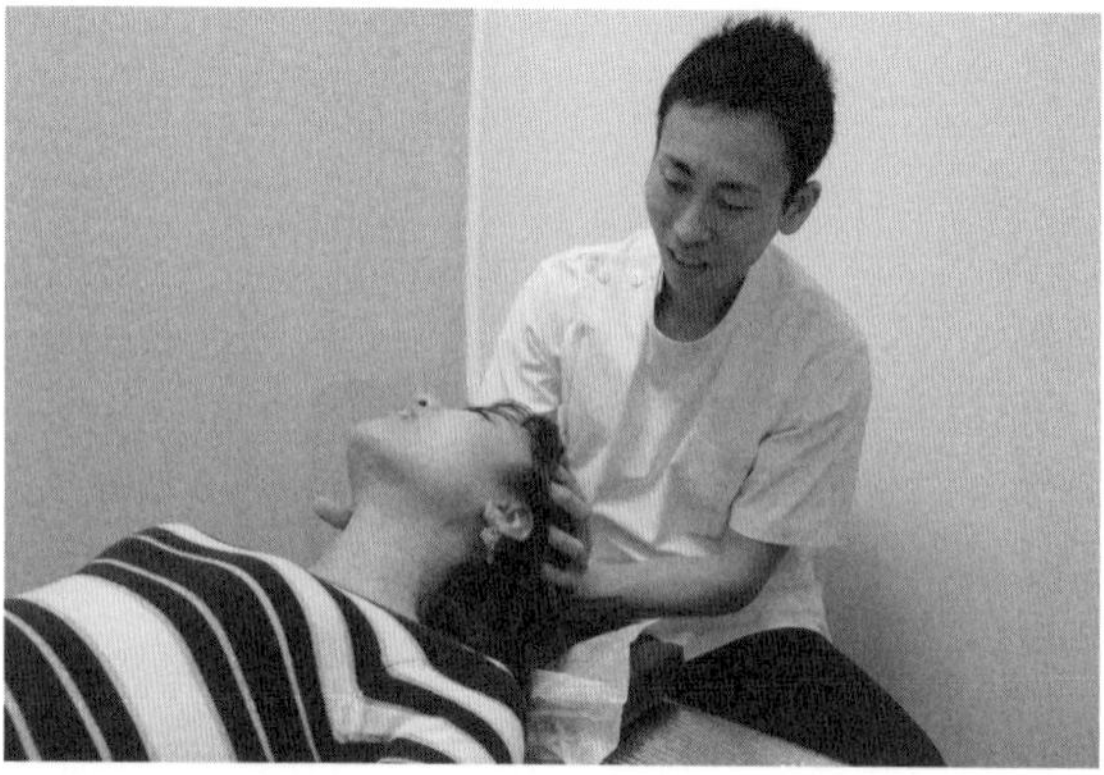
頸椎の施術。抱っこや授乳で下を向く時間が長くなるため首痛は育児中の女性に多い悩み

また、妊婦さんにオプションの骨盤調整を行う場合、安全面を最大限考慮し、身体の状態に合わせてやり方を微調整する。妊婦さんの身体が冷えないように、遠赤外線のマットを治療ベッドに敷いて、妊婦さん特有のリスクを避ける細かい配慮も怠らない。

開院当初から「最小の刺激で最大の効果を」をコンセプトとしていたこともあり、お腹が大きくなってきた時期は、仰向けと横向きの姿勢のみで治療が完結できるような施術構成にしているという。鍼治療は、リスクを考慮して、腰部骨盤周辺には行っていない。

「特に産後は、赤ちゃんを抱っこしたり、授乳したりすることで下を向く時間が長くなり、首痛が増え、猫背姿勢が増強される傾向があります。また、育児中はどうしてもしゃがむ、膝をつくなどスクワット動作も多くなりますので膝痛も多くなります」

そのほか、肘手首の腱鞘炎、睡眠不足、ストレス過多によるメンタル面での不調も散見される。

「赤ちゃんを抱っこしたいのに、手首や腰が痛くてできない、と訴える患者さんもいます。赤ちゃんとの大切なスキンシップの時間が、痛みのためにつらいと感じる、そんなママを一人でも減らしたいですね」

また、産後の骨盤調整はホルモン（プロラクチン、オキシトシン）分泌が促進される「授乳期間がベスト」だとも教えてくれた。

「産後の身体の状態は非常に個人差があります。母乳育児をするならばその授乳期間、母乳育児をしない場合は産後約半年間、適切なケアを施せば、この期間は産前よりもバランスのとれた正しい身体へと効率よく変化させていくことができるゴールデンタイムになるのです」

患者さんの治りたい思いよりも、強い思いで治療にあたる

『痛みがなくなるだけでなく、身体が軽くなり、〝整えてもらった〟ことを実感できます』『施術はあっという間でありながらも、自分でも気づいていなかった悪い部分や痛い箇所をピンポイントで指摘してくださり、さらに数分後にはその痛みから解放される施術。しかも、まったく痛くない。「え？　今ので治ったの!?」と驚きと感動の連続でした』『出産予定日の1か月前に逆子になってしまったのですが、何とたった1回の整体治療で逆子が治りました』

これらは、西村院長の元に届いた患者さんの喜びの声だ。西村院長も、「治療をきっかけに患者さんの人生が少しでもよくなることが、治療家として一番うれしい」と語る。

最後に院長の治療のモットーを聞くと、「患者さんの治りたい思いよりも、強い思いで治療にあたること」と笑顔で答えてくれた。

駆け出しの治療家時代、師匠から何度も聞かされた教えがある。『治療技術が患者さんを治すのではない。人間力が患者さんを治すのだ』。まさに西村院長は、この教えを礎に、技術のみならず、来院する患者さんを家族のように大切に、そして親身になって寄り添いながら一緒に治療のゴールを目指す、そんな思いやりあふれた人間力もあわせ持つ治療家だった。（取材・文／松岡）

―― 産前産後の母体を整える神ワザ治療院10選 ――

鉾﨑聖宗院長

つまだ整骨院

（神奈川県厚木市）

「ゆがみ」「神経」「栄養」の三つの回復が基本
独自技法で身体を「リバースポジション」に調整

3人の恩師に導かれた人気治療家への道

大型商業施設などが立ち並ぶ小田急線の本厚木駅北口から神奈川中央交通バスに乗り約10分。妻田バス停で降車後、バスの進行方向へしばらく歩くと見えてくる妻田交番前の妻田中村交差点を左折。そのまま中村公園まで直進すると、右手に『つまだ整骨院』の看板が見えてくる。閑静な住宅街のなかに建つ真っ白な戸建ての治療院だ。6台分の駐車場を備え、車での来院者にも対応している。

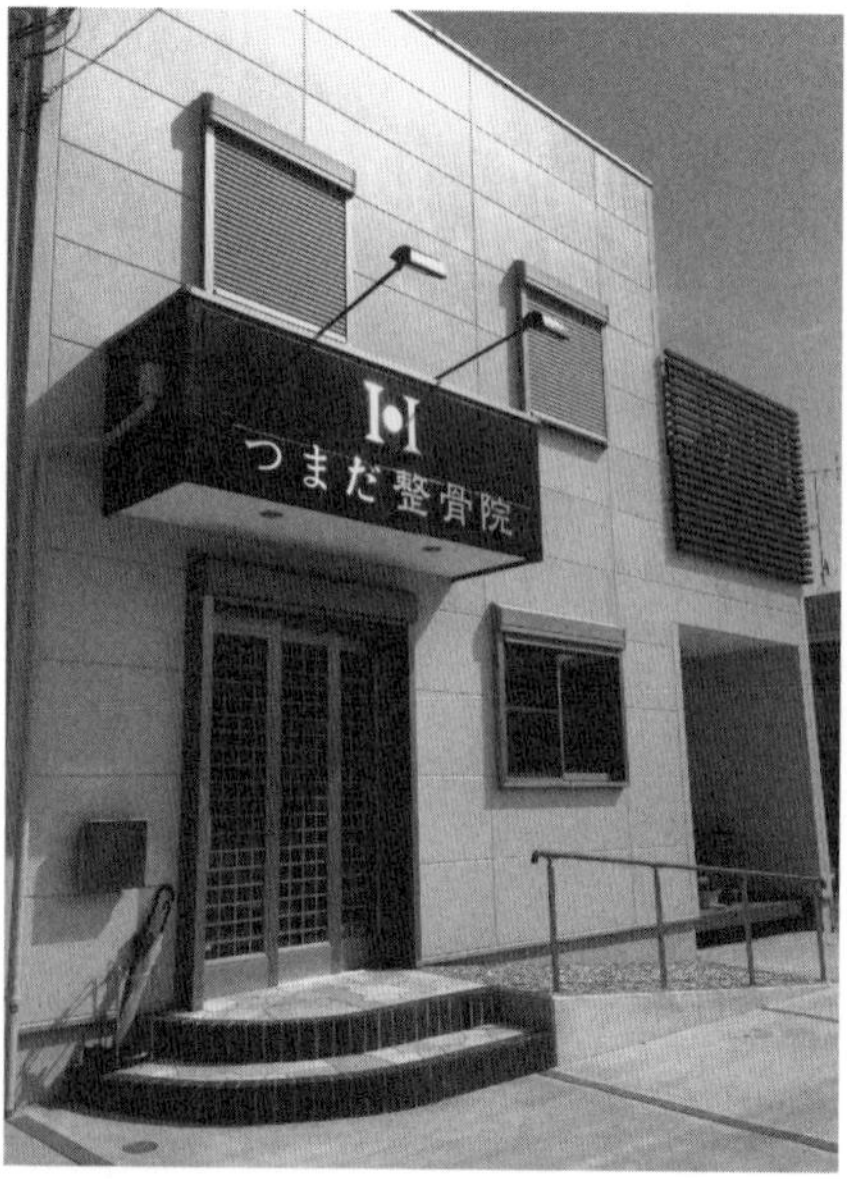

住宅街の中に建つ『つまだ整骨院』は“整形外科にできない治療”を標榜する

鉾崎聖宗《ほこざきまさもと》院長は、23年以上のキャリアで累計32万症例以上を診てきた実績を誇る。患者さんには、野球やボクシングをはじめとするプロのアスリートやアーティスト、パフォーマー、モデル、芸能人なども数多い。

現在、完全予約制を取り入れているのは、鉾崎院長一人で施術にあたるため。完全予約制にする前は治療待

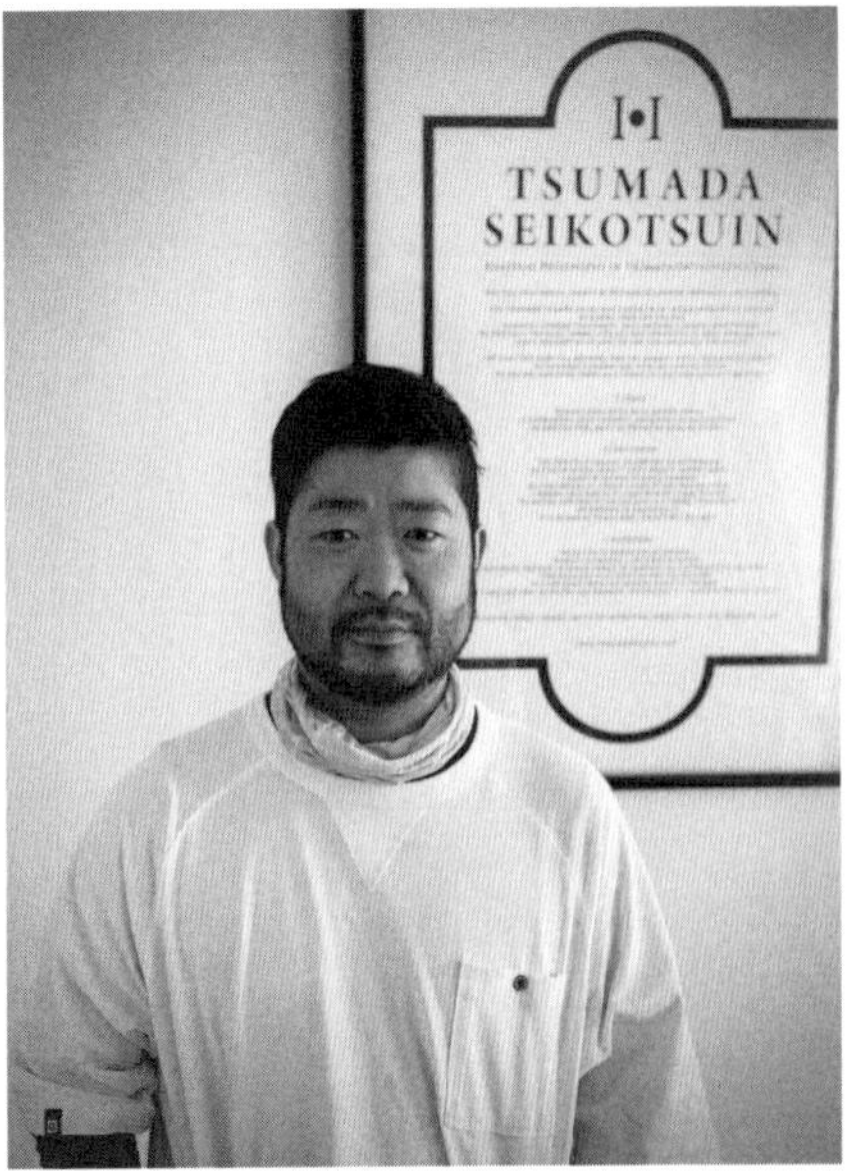

治療家として23年以上の経験と累計32万症例以上の施術実績を誇る鉾崎聖宗院長

ちの車25台が列をなし、対応に苦慮したこともあるという。それほど人気の治療家なのだ。

　鉾崎院長が治療家への道を歩むきっかけとなったのは、小学1年生から高校3年生まで打ち込んだ野球と、3人の恩師だった。高校時代には本気で甲子園を目指し、日々のハードな練習に耐え、満身創痍で野球に没頭した。その経験が、将来はケガで悩む人をサポートしたいとの思いへとつながった。そんな鉾崎院長の思いをくみ、当時の野球部の上山監督も背中を押してくれたという。卒業後は帝京医学技術専門学校（現在閉校）で学ぶと同時に、専門学校で指導にあたり帝京大学野球部員の治療もしていた香川接骨院の齋藤院長の元で治療家としての基礎を6年間学ぶ。「実の息子のように厳しくも優しく多くの経験と治療家としての心構えを教えていただいた」と振り返る。そして、齋藤先生とも懇意にしていた同じく治療家の阿部先生との出会いが鉾崎院長を大きく変えた。

「阿部先生オリジナルの矯正技術に衝撃を受けたのを覚えています。当時は見たこともない施術で、治療のイメージがガラッと変わりました」

その後、1年間で開業することを条件に阿部先生の治療院での修業が始まった。これらの修業時代に齋藤先生から基礎を、阿部先生からは応用を学び、鉾﨑院長の治療家としての礎がしっかりと築かれる。阿部先生との約束通り、1年後の2006年に晴れて『つまだ整骨院』開業に至った。「よい方々に恵まれた」と鉾﨑院長は今でも感謝の言葉を口にする。

身体の機能を回復させる独自のBonefit技術

産前産後ケアも含めた同院の施術の根本的な考え方に、「ゆがみ」「神経」「栄養」の回復がある。この三つの回復がさまざまな不調や悩みを取り除くことにつながるという考え方だ。

「ゆがみ」というと一般的には、左右非対称、ずれというイメージが強い。しかし鉾﨑院長のとらえ方は違う。

「ゆがみは正しい役割ができていない状態である、というのが私の考えです。例えば、産後のサイズダウンのために『骨盤を締める』という言葉を便宜的に使いますが、締めるというよりは、しっかり力が入る状態にする施術の意味合いが強いですね」

つまり、正常な動きができていないということは、すべからくゆがみがあるととらえるということだ。そもそも人間の臓器は一つのものもある。また肺は二つあるが、中の肺葉は右に三つ、左に二つのため、重さも左右でおのずと異なる。ゆがみ＝左右非対称という考え方は、もともと左右非対称な人間の身体を左右対称に正すということになり、そもそも無理があるのだ。

「家の基礎がゆがめば、家が傾き、本来開閉できるはずのドアが開かなくなるように、ゆがみを治すというのは、人間の身体が持つ本来の機能を取り戻すということです」

次に、身体は「神経」の命令で動くため、その命令に誤作動があれば身体は正しく機能しない。さらに身体の回復の指示を出すのも神経だ。

「神経については特に筋肉がしっかり反応することをメインに考えています。神経の命令が筋肉にスムーズに伝わる状態を身体がゆがんでいない、と表現しています」

三つめの「栄養」だが、身体に栄養を届けるのは血液だ。筋肉によるポンプ作用や筋膜の滑走、血液の循環による毛細血管の拡張などさまざまなものが影響する。

「筋肉がねじれてしまうのも栄養に関係します。筋肉のねじれは、たとえると雑巾を絞った状態で、水分が出ていってしまいます。ねじれている状態では水分も入りませんので、栄養となる血液が入らないということです」

鈼﨑院長の考えでは、「ゆがみ」「神経」「栄養」は三位一体で、一つでも欠けてしまうと、

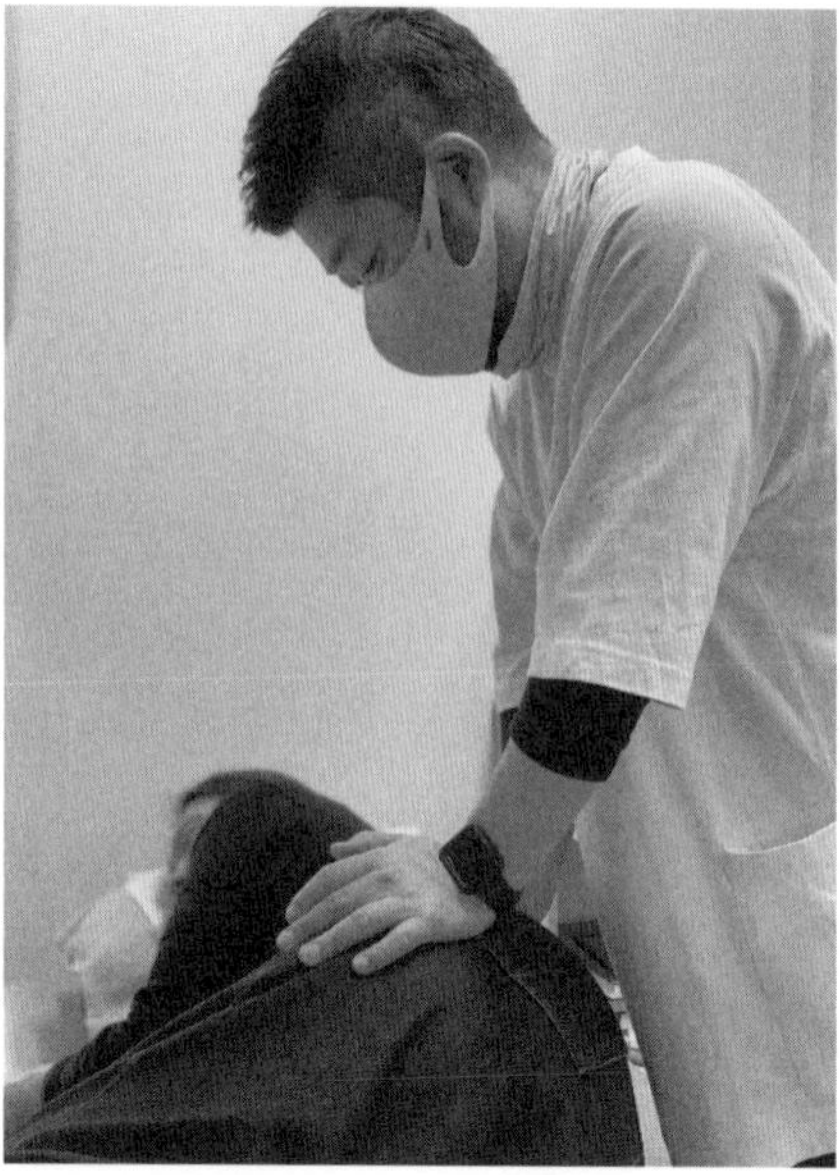

院長オリジナルのBonefit技術は痛みも不快感もない驚くほどソフトな施術だ

なんらかの不具合が出てくるということになる。そして、この考え方を突き詰めて作った院長オリジナルの施術技法が「Bonefit（ボンフィット）」だ。

Bonefitを簡単に説明すると、施術する部位を「リバースポジション」に持っていくことだという。このリバースポジションという言葉も院長独自のもので、身体が生まれ変わる位置という意味だ。

「解剖学上の位置とは違う位置であるリバースポジションにすることで、血液が一気に流れたり、神経のつながりがよくなったりすることがわかってきました。例えば、肩のレントゲン写真を見ると、解剖学的には正しい位置にあるにもかかわらず、肩を上げにくいというケースがあります。その際、肩だけを見るのではなく、そこに相関する骨や関節、筋肉のねじれなど複数の箇所を見ていくと、わずかですがずれが生じている。そのずれをしっかり正すことによって、腕の上がりがよくなることがわかったのです」

詳細なデータは出していないと断りつつも、患者さんからは「力が入るようになった」「急に血液が回ってきた感じがして身体が温かくなった」などの感想を得ている。また、皮膚表面の温度を測るサーモグラフィーでは施術箇所の温度が上昇したことで、血流の増加など、ある程度の証明ができているという。実際、筆者も鉾﨑院長に簡単な肩の施術を受けたが、明らかな肩の可動域の違いを実感している。さらに特筆すべきは、まったく痛くない施術という点だろう。痛くないどころか、「え、これで効くの!?」と不安になるほどソフトな施術なのだ。それでも筆者の腕の可動域は大きく広がったのは事実だ。

患者さんによって異なるというリバースポジションの見極めは、誰にでもできるものでは決してない。やはり累計32万件を超える施術実績を誇る鉾﨑院長だからできる、まさに神ワザと言えるだろう。

男女で異なる骨盤の形状を意識して施術

もともと骨盤矯正は開院当初から行ってきたが、産後の骨盤矯正など産前産後ケアに積極的に取り組むようになったのは、患者さんのなかで治療効果が高い人とそうでない人がいることへの違和感だった。患者さんの約10パーセント、特に女性に治りの悪い人が目立つ傾向があったため、鋒崎院長は患者さんへのヒアリングを実施した。すると、「切迫早産だった」「産後1年間は腰が痛くて動けなかった」など、患者さんから「産前」「産後」というワードが頻出したという。そこで産前産後の身体について改めて勉強し、「産後骨盤矯正」の施術メニューを作り、患者さんのケアにあたったところ納得のいく成果が出たという。以前は男性の患者さんが多かったが、骨盤を締める矯正をするようになってから女性が増え、現在は7割が女性だ。

「そもそも男性と女性の骨盤は形状が異なり、男性はハート型で、女性は俵型と言われます。男性はもともときれいに整っていることが比較的多いのですが、女性の骨盤は、恥骨下骨の角度が男性に比べると広くなっているのが正常な状態。これらの男女の差を施術内容にも取り入れ対応するようになったのです」

ここで鋒崎院長の基本的な施術の流れを紹介する。骨盤矯正については、骨盤を締める段階から週1回の施術を計4回としている。まずは問診表に、出産の状況、不調の内容などとともに、サイズダウンを含めた要望なども記入してもらう。

次に初回検査で患者さんの身体の状態を把握する。

①ひざの高さによる骨盤の〈見た目の傾き〉

②母趾（親指）の背屈力（足の甲側に曲げる力）による〈神経と筋肉の反応〉

この2点を主に見る。

「傾きは、自覚症状の痛みに直結することが多く、正しい関節の可動域が出ない、力が入らないなど、関節（骨）、筋肉、靭帯が正しい役割、機能を果たせなくなります。この状態を私は『ゆがんでいる』と表現しています」

さらに初回の検査では、そのほかの関節の状態も観察し、とるべきゆがみについて患者さんに丁寧に説明する。このとき、独自技術であるBonefitの一端をデモンストレーションするという。つまり、骨をリバースポジションに整えることで身体は大きく変化するということを患者さんに体感してもらうということだ。また、施術に対する恐怖心や不安を取り除く狙いもあるという。

背骨と骨盤中央、両頸体角と骨盤中央を結ぶ線を各120度に調整

施術2回目以降から、いよいよ骨盤を締める矯正を始める。これは、骨盤をよい状態でキープし、安定させるために重要だ。ここでは骨盤内の三つの軸がポイントになるという。

「恥骨と左右の上前腸骨棘（骨盤の横の骨である腸骨の一番突出している部分）を線で結んだときに、きれいな逆三角形にすることが安定につながります」

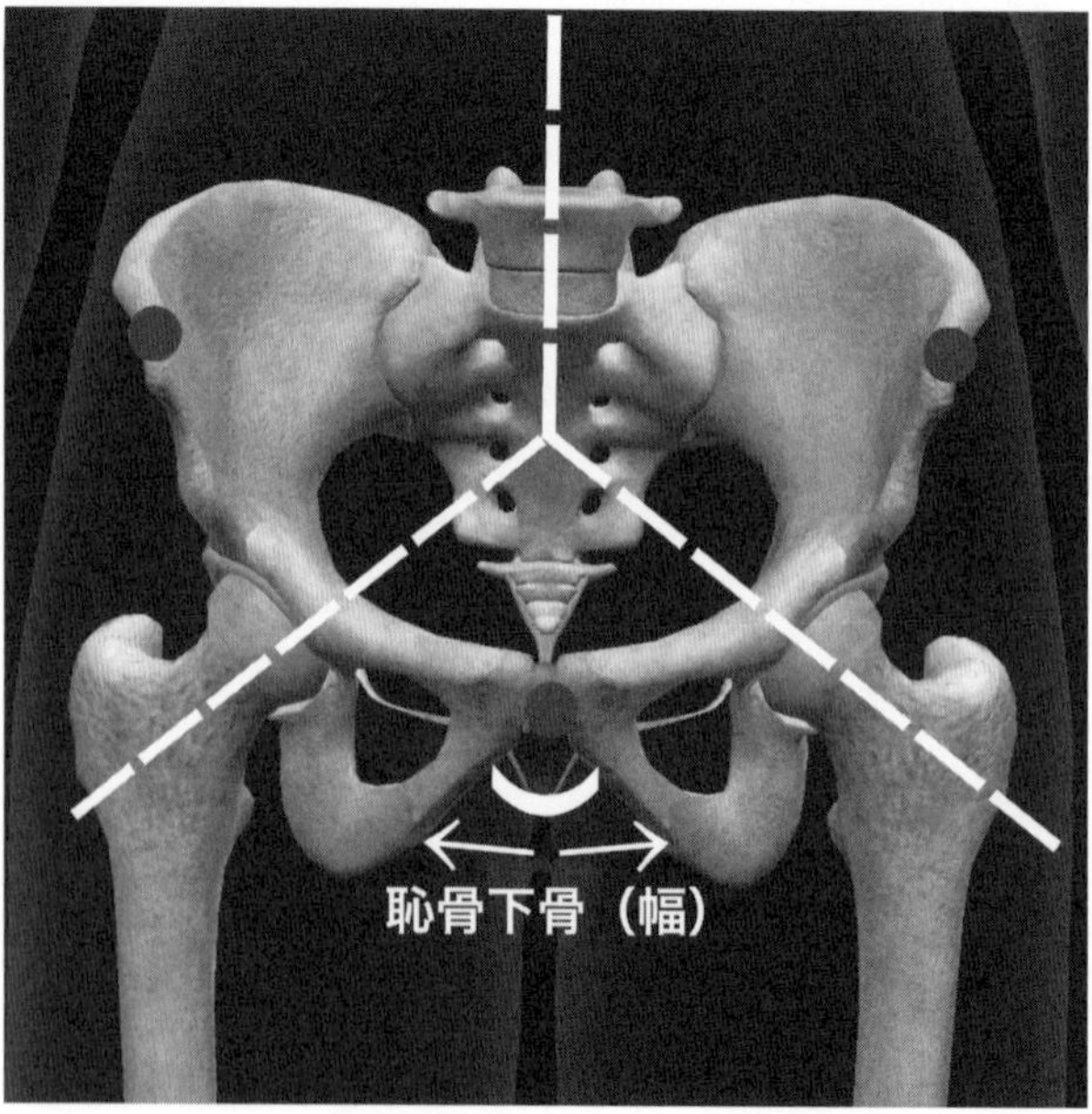

背骨と両頸体角を骨盤中央まで伸ばしたとき各120度で交わるのが理想的。女性は男性より恥骨下骨が広がっている

また、股関節の大腿骨頭部を支える頸の部分（大腿骨首部）と大腿骨の真ん中の部分（大腿骨骨幹部）の角度を頸体角《けいたいかく》と言うが、この角度は約１２０度が理想。両頸体角と、骨盤の中心とを線で結んだとき、安定した二等辺三角形になるように調整していく。

「骨盤に垂直に載っている背骨の重心軸と骨盤中央を結び、同様に両頸体角１２０度と骨盤中央を線で結びます。この３本の線が各１２０度で交わり計３６０度になっているのが理想的な骨の位置です。ただ、医学的には、この形が崩れていても特に悪いとは言われないでしょう」

　しかし、女性の骨盤は俵型のため、下の三角形が少し崩れた形になる。この状態では、体重をしっかりと載せるのが難しく、横方向に負担がかかる。女性のお尻が大きくなるのは、これが原因の一つと鉾﨑院長。

「骨盤を調整し、それぞれの角度を120度に修正すれば、しっかりと体重を支えられるようになります。これもリバースポジションです」

また、主に卵巣や子宮、胎盤などから分泌されるリラキシンというホルモンも女性の骨盤の状態に大きく影響を与える。リラキシンには骨盤の関節を作る結合組織やじん帯をゆるめる働きがある。つまり、骨盤・恥骨結合部を柔軟にし、産道を広げ、出産を助けてくれるホルモンなのだ。このように、骨盤がゆるむ機能が標準装備されているのが女性の身体とも言える。また、リラキシンは経血を排出するために月経前にも分泌される。つまり、じん帯がゆるまなければ血液は排出されないということだ。

「母乳は血液からできていますので、授乳中はリラキシンが分泌されている状態です。産後腱鞘炎もリラキシンでじん帯が緩むことが大きな原因の一つです。患者さんから『抱っこの仕方が悪いのか？』と相談されることがありますが、『授乳が終われば自然に治ることもありますので、授乳が終わっても治らなければ治療しましょう』とお伝えすると、安心されます」

産後の骨盤矯正は、産後1か月健診を終えた頃がベストタイミングというが、これもリラキシンが分泌されている状態での施術は変化が出やすいということから導かれた結論だ。

「出産後のじん帯がゆるんでいる状態がそのまま固まってしまうと、締めるのに少し時間がかかります。ただ、早いほうがいいのは確かですが、産後20年以上経ってからでも骨盤矯正はできますので、安心してください」

4回の骨盤矯正をすることで、産後のマイナートラブルの多くは消えていく、と鉾崎院長。その後は、希望に応じて定期的なケアや悩み別の施術へと移行するのが一連の流れだ。

産後の体型のくずれに特化した「美尻矯正」

同院で産後の悩みに対応するのが「美尻矯正」だ。名前こそお尻を強調しているが、産後に崩れやすい部位である骨盤はもちろん、肋骨、足のねじれ、股関節とお尻、という四つのポイントを中心に行われる女性に特化した矯正メニューだ。

ここでは骨盤以外の不調が出る原因などについて、鉾崎院長に簡単に説明してもらった。

◆肋骨　赤ちゃんが大きくなるにつれ、肋骨は大きく広がります。卒乳後に「胸が小さくなった」「カップ数が落ちた」というのは、肋骨が開いたことでアンダーバストが広がったことが大きな原因の一つです。さらに産後大きくなったお腹に伸ばされた筋肉では、緩んだパンツと同じように締め付けの力が減少します。育児で忙しい時期には、その筋肉を自力で元に戻すのは難しい。また、肋骨をバンドのようなもので外力で締めるだけでは持続力は少ないでしょう。このため呼吸筋の反応を同時に調整する必要があります。

◆足のねじれ　多くの母親は子どもが小学生になるまでは、自分の歩幅で歩くことができません。妊娠中は身体を安定させるため歩幅を狭くしますし、産後は抱っこ紐で赤ちゃんを抱っこしながら歩きますし、子どもが3、4歳までは手をつなぐことが多いものです。さらに第2子、第3子出産という場合は、確実に6年以上は正しい歩き方をしないことになります。この影響は足のねじれという形で現れます。足の小指が曲がる、小指の爪が小さくなる、といった症状がある場合は足のねじれが定着してしまった証拠といえるでしょう。

◆股関節とお尻　歩き方にも関わってきますが、育児、子育て中は、抱っこや力仕事が増えていきます。負荷が大きくなると踏ん張る機会が増え、しかもかなり無理をしながら踏ん張るケースも出てくるでしょう。このとき、太腿の外側、股関節の大転子部分のまわりの筋肉（特に中殿筋）を使うことによりお尻が大きく四角になるのです。これを太腿の裏側にあるハムストリングを使えるように、股関節やお尻の調節をすることで、四角いお尻が桃のようなお尻へと変化していきます。

「美尻矯正」を受けた患者さんからは、「パンツが緩くなった」「産前のパンツがはけた」などの声が数多く寄せられる。また、身体のラインがきれいになるだけでなく、身体の使い方もきれいになっていくという。

「身体の使い方がきれいになったということは、筋肉や神経がそれぞれの役割を果たし、楽に動ける身体になったということ。これは治療家として私が目指している身体でもあるのです」

そんな鉾﨑院長に治療家としての醍醐味を聞くと、

「おこがましいですが、治療を通じて、患者さんの人生を好転させたと後日知ったときでしょうか。もちろん患者さんの喜んだ姿を見るのは何よりもうれしいですね」

と笑顔を見せる。そして今後の展望については、

「私のオリジナル技術であるBonefitを多くの治療家に広めていきたいと考えています。そのためのセミナーやスクールなども計画中です。治療家という仕事は、体力的に大変な部分があり、まだまだ人気の職業とは言えないのが実情です。そんな状況を打開して、いつか『治療家になりたい！』と子どもたちに言ってもらえるような仕事にしていきたいですね。治療家の一人として、何かできることがあれば貢献したいと思っています」

（取材・文／松岡）

—— 産前産後の母体を整える神ワザ治療院10選 ——

松林真院長

ＢＡＭＢＳ真術整骨院
真龍鍼灸院

（千葉県松戸市）

ガンステッドシステム、アクチベーターメソッド、耳鍼など産前産後でまったく異なる手技を駆使

お腹が圧迫されずに安全に矯正ができるガンステッドシステム

骨盤矯正をすることでウエストを10センチ以上ダウンさせる神ワザ治療で人気が高く、モデルや芸能人なども数多く訪れる『ＢＡＭＢＳ真術整骨院　真龍鍼灸院』。ＪＲ武蔵野線東松戸駅西口から東松戸交番の道を直進し、交差点を抜け、徒歩４分ほどで到着する。出迎えてくれた松林《まつばやし》　真《まこと》院長は、週末予約は４か月先までいっぱいという人気の治療家だ。

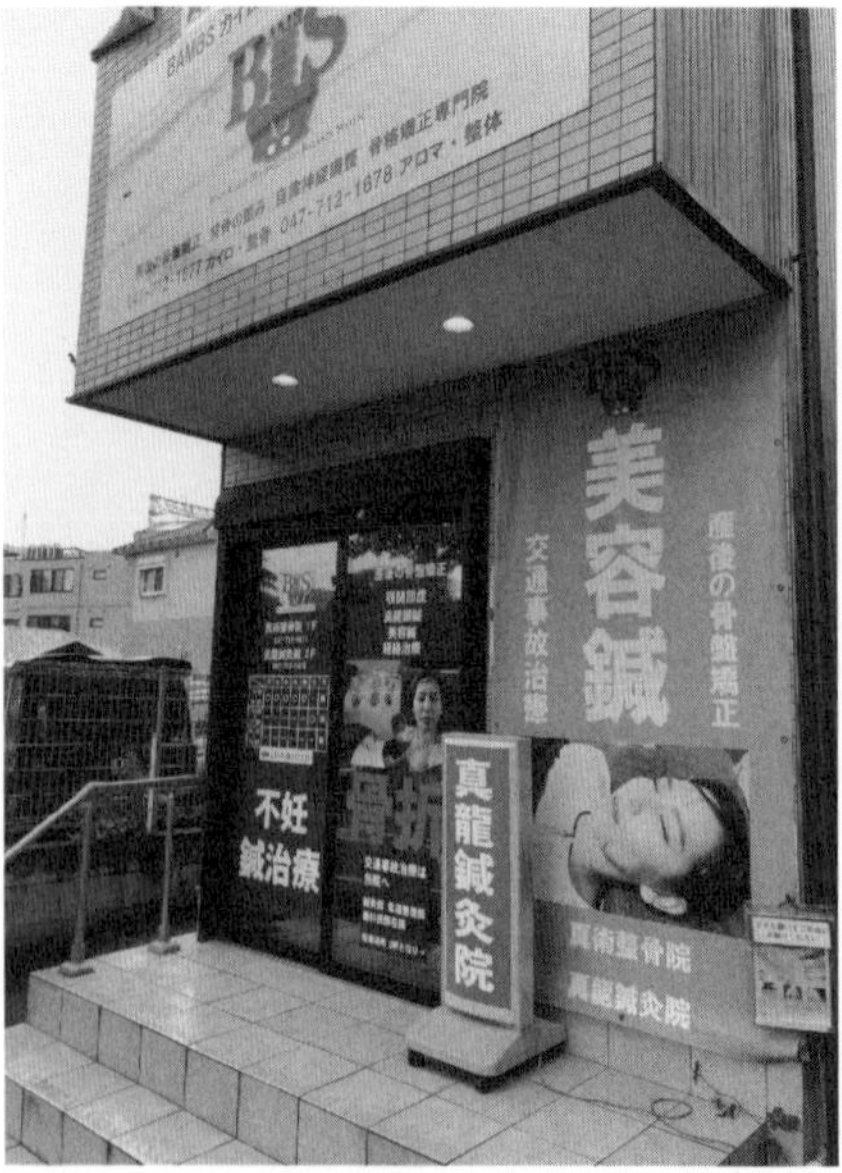

骨盤矯正での認知度が高いほか、産前産後ケア、不妊治療の施術も行う

数多くの患者さんが訪れる骨盤矯正のみならず、同院では産前産後ケアの施術にも力を入れる。その特徴は、産前と産後の施術を、それぞれまったく異なる手技・アプローチで行うことだろう。

「産前にはガンステッドシステム、産後にはアクチベーターメソッドとカイロプラクティックの手技を用います。これに鍼灸もプラスすることで、さまざまな産前産後のトラブルに対応しています」

カイロプラクティックとは、アメリカなどでは国家資格として認められている手技を用いて、主に脊柱やその他の身体部位を調整する施術のことだ。

産前の施術で用いるガンステッドシステムは、非常に難易度の高い施術として知られ、松林院長も「納得のいく施術ができるまでに10年はかかった」と話す。また、産前にガンステッドシステムを取り入れた理由として、四つん這いになり、顔をうずめてもらうニーチェストテーブルを使用して行う点を挙げる。

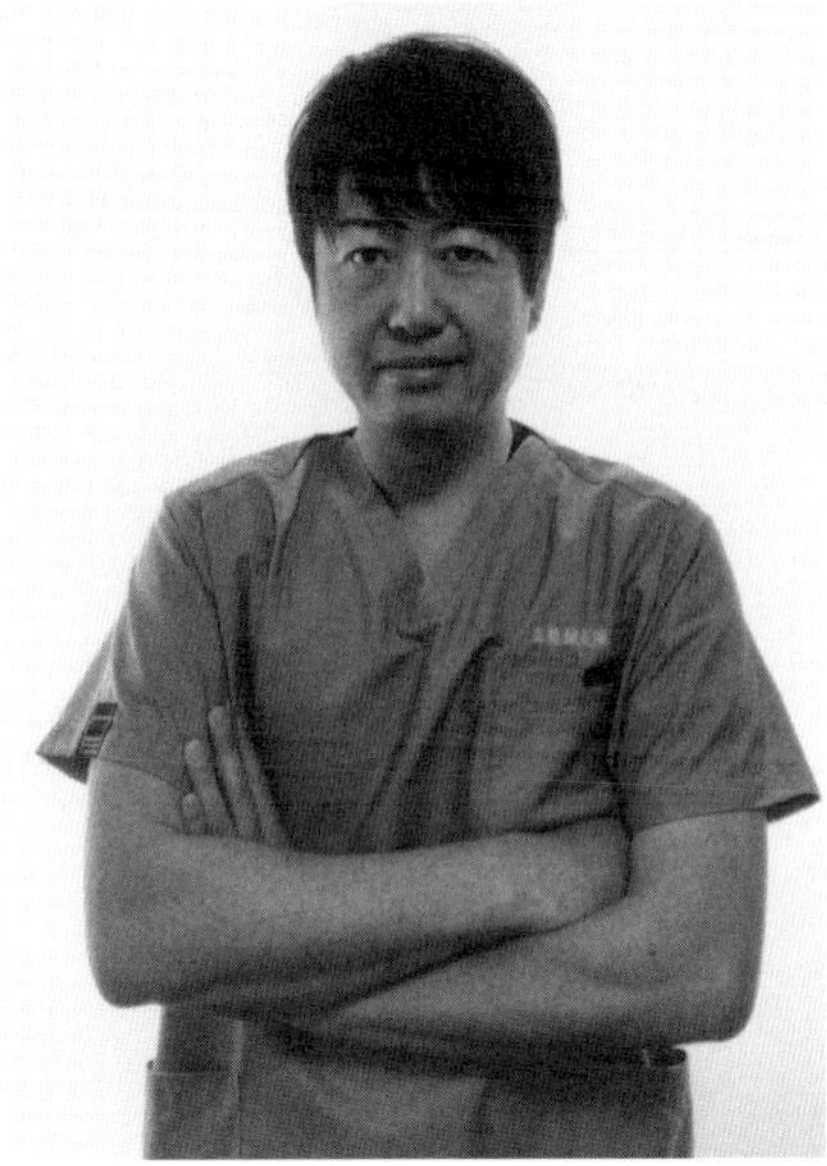
日々研鑽を積み、幅広い知識・治療技術を貪欲に追い求める松林真院長。予約はいつもキャンセル待ち状態

「一番のメリットとしては、赤ちゃんがお腹にいてもお腹が圧迫されずに、きちんと安全に矯正ができることです。ガンステッドシステムでは、人間の身体は骨盤がすべての土台になっているとする『土台理論』を提唱しています。簡単に言えば、土台、つまり骨盤がゆがんだりすることで崩れれば、

身体全体が崩れるということです。それを調整するためには、もともと人間が四足歩行の哺乳類であるということから、四つん這いで施術することが理にかなっているということです」

また、同システムでは「椎間板理論」というものもある。人間の身長は、1日のうち朝と夜では身長の約100分の1センチ、夜になると縮むと言われているという。180センチの身長であれば、1・8センチという計算になる。これは椎間板が縮むために起こる現象だ。身体にゆがみなどがなく健康な状態であれば、就寝中の寝返りにより椎間板のゆがみなどをとり、もともとの長さに戻すという自己矯正力が働いている。しかし、土台である骨盤のゆがみなどが原因となり、椎間板にストレスを与えることがある。

「骨と骨の間にある椎間板は、線維輪という輪になっていて、その中央に髄核というものがあります。本来は髄核が線維輪の中央にあれば、椎間板は前後左右がきれいな形になりますが、髄核の位置がずれるといびつになってしまい椎間板が変形します。この髄核が線維輪から飛び出してしまうのがヘルニアです」

ガンステッドシステムでは、椎間板は脊椎のなかで最も重要と考え、健康な脊椎であれば、椎間板はどこをとっても等しい高さであることが望ましいということだ。椎間板の異常は、周辺の神経組織に炎症を起こしたり、身体の機能のコントロールを行っている神経の伝達の阻害、また痛みやしびれ、自律神経のバランスや関連する各臓器にも影響を与えると考えるのだ。

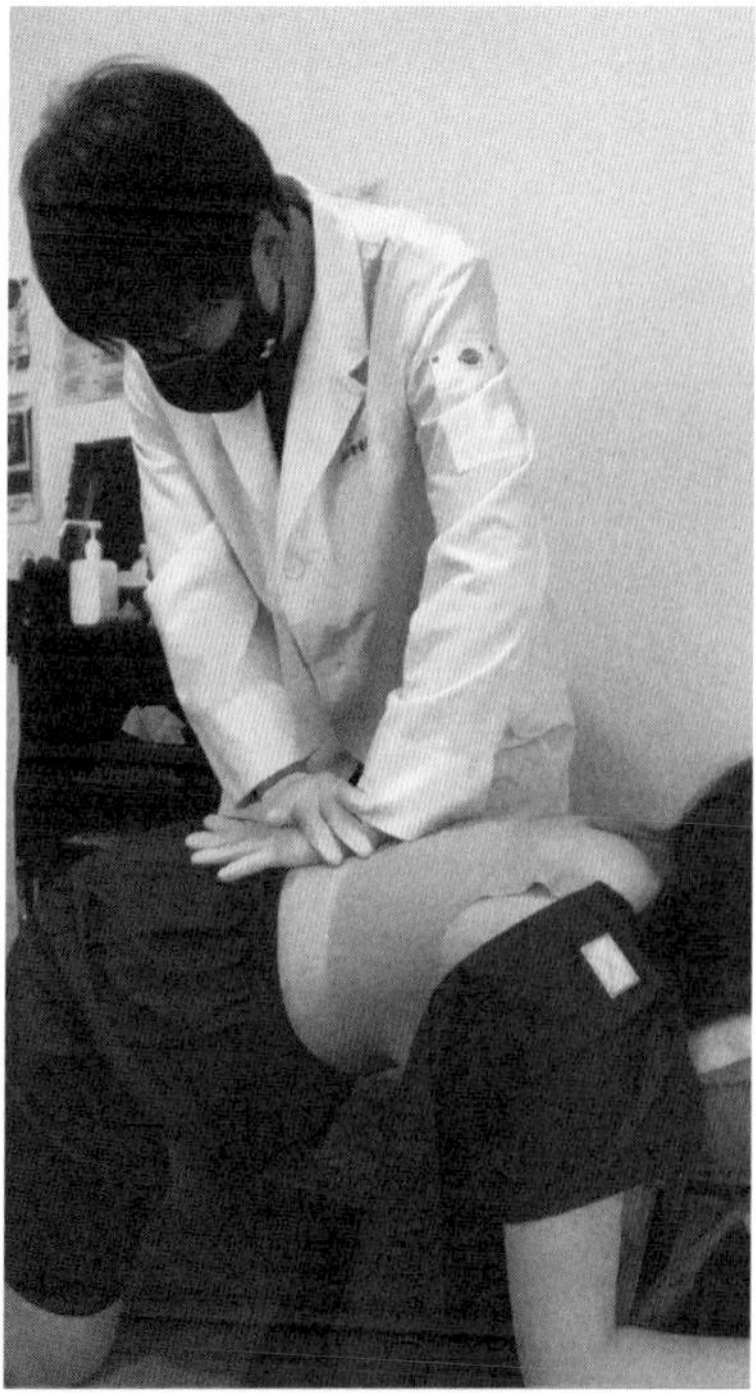

妊婦さんでも安全に治療ができるガンステッドシステムで用いられるニーチェストテーブルでの施術

身体がゆがむことにより問題を起こしている神経がどの部分であるかを調べるためには、神経圧迫測定器（ナーボスコープ）という特殊な器具を用いるという。

「この器具を当てて、脊柱の両側の温度差を探していきます。神経のエラーを起こしている場所は皮膚の温度が異なりますので、どこを矯正すべきかを判断していきます」

また、産前のトラブルで多い妊娠糖尿病や高血圧、さらに難産を助長する恐れもある骨盤のゆがみや産道のねじれに対してもガンステッドシステムは効果が期待できるという。

つわりや逆子などの不調・トラブルにはお灸を

来院する出産前の患者さんの場合、一番多い不調がつわりと逆子だという。

「お灸をすることで、患者さんのつわりによる吐き気を止めたことは何度もあります。ある患者さんは、唾液を出し続けなければ吐き気をもよおすということで、常に水筒を携帯し水分補給をしなければならないという状態でしたが、お灸をすることで収まりました」

また、逆子に対しては、足の小指の外側にある至陰《しいん》というツボを使う。胎児は通常、外に出やすいように下向きで子宮にいるが、妊婦の血流が悪いなどの理由から足が冷たくなると、温かい心臓のほうに頭を向けてしまうのだという。

「一般的な逆子の場合は、至陰で8割は治ると言われています。私も何人も治したことがあります。ただ、子宮の中で横になっている場合は至陰は効きません。私自身、真横になっている胎児が何かにひっかかっているのを戻す方法はないのかと、非常に悩み、いろいろと調べました。すると古い文献で小指の先端にお灸をするという方法を発見したのです。これを試したところかなりの確率で戻るようになりました。小指の先にある特効穴《とっこうけつ》（多くの臨床の積み重ねから生まれた、特定の疾患に効く経穴）で名称はありません。この特効穴は、昭和の名灸師といわれた深谷伊三郎《ふかやいさぶろう》先生もその効果を認めています」

前述の妊娠糖尿病、高血圧、また子宮の位置についてもお灸で対応できる。また、安産については、深谷氏が示す安産灸を使って導くこともできるという。

「出産については、患者さんにお伝えしてかなり効果が期待できるものに、足の親指と人差し指の間の太衝穴《たいしょうけつ》があります。一般的に陣痛が来たとしても子宮口が10センチにならなければ分娩室にはいきません。ところが、この子宮口が開くまでの陣痛が非常に痛い、つらいといいます。そこで、陣痛が来た際に、太衝穴をご主人などのご家族や看護師さんに押してもらうとすぐに子宮口が開きます。これで『出産がすごく楽でした！』という患者さんはとてもたくさんいらっしゃいます」

両脚の長さを指標に恥骨痛、仙骨痛を改善するアクチベーターメソッド

産後ケアに用いるアクチベーターメソッドは、脚の長短を指標として、どこに神経のエラーが出ているのかを把握し矯正する方法だ。

「恥骨痛、尾骨痛などは産後の患者さんに特に多い症状です。アクチベーターメソッドは細かい骨の調節ができることが産後ケアにとっての最大のメリットと考えています。また、尿漏れは、子宮が下がったことや骨盤底筋群が弱って尿道括約筋を締めることができなくなることで

引き起こされるケースがとても多く見受けられます。子宮の位置を変えたり、骨盤底筋群をしっかり機能させることに対してアクチベーターメソッドで神経の流れを活性化することは有効だと考えています」

例えば、特に恥骨痛であれば、出産で恥骨がねじれた場合、どちらの方向にねじれているかが左右の脚の長短差で把握できるという。また、出産後に尾骨痛が起こる人も非常に多いが、尾骨のゆがみの方向や、前方変異、後方変異なども同じく左右の脚の長短差で把握できるのだ。

「実際は骨の調整ではなく神経の調整と言ったほうがいいでしょう。この施術方法は膨大な手技が一つひとつ決められています。患者さんが右手を腰に置いた場合、脚がどのように動いたらどの骨を矯正するのか、両手を置いた場合はどうか、と細かく決められているのです。これらを覚えるのに数年は費やす必要があります」

難易度が高く熟練の技術と経験値が必要な施術であることは間違いないだろう。

アクチベーターメソッドでは、脚の長さを測るための専用のテーブルを用いて、アイソレーションテストからスタートする。これは、ある決まった動きにより神経に負荷をかけて筋肉を収縮させ、身体のゆがみを一時的に増強させるテストだ。例えば、手を腰の上に置いてもらうなど、患者さんに実際に身体を動かしてもらい、動かしたときに身体のゆがみがどうなるか観察する。仮に、その動きに相関する椎骨、骨盤、ひざなどの神経部分に滞りがあると、脚の長さに差異が生じるのだ。

滞りを確認後、その部分にアクチベーターという器具を使って振動を起こす。各受容器はそれぞれ異なる振動数で活性化されるため、アクチベーターを使って、神経が滞っている部分に刺激を与えることで、神経の通りを改善させていくのだ。

最後に矯正する方向に、皮膚へ少し圧力をかけるプレッシャーテストを行う。これは、一時的にゆがみを戻すことで脚の長さが変わることを確認し、治療部位が正しいかを見極めていくものだ。

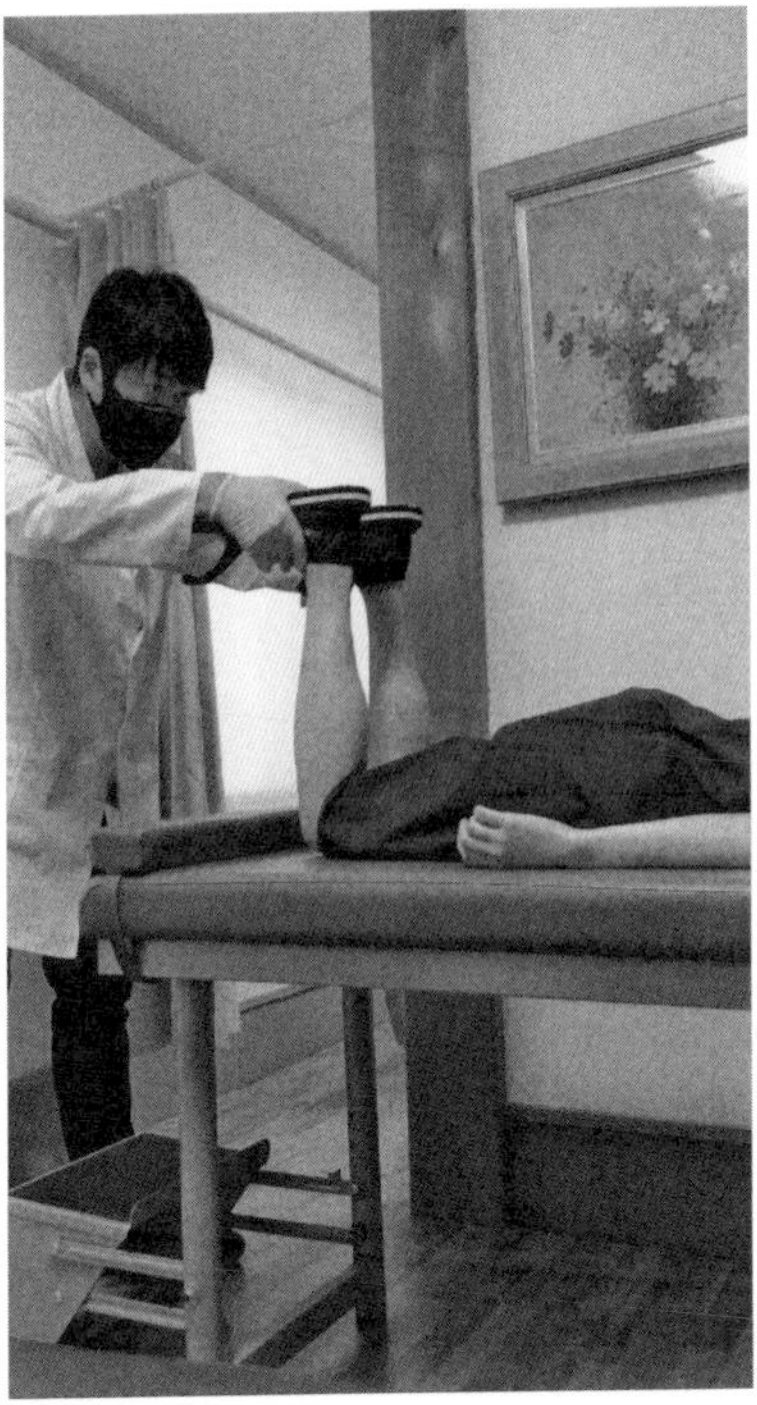
産後ケアは細かい骨の調整が可能なアクチベーターメソッドをメインにした施術を行う

「体調不良や睡眠不足、過度に増えた体重を減らさなければならないなど、さまざまな不調が起こる、いわゆる産後の肥立ちが悪い患者さんもアクチベーターメソッドで対応できます」

三つの受容器の機能低下が身体のゆがみを引き起こす

約20年間にわたり身体のゆがみを整えてきた松林院長だが、ゆがみは身体を守るための機能でもあるという。そして、生理学的な観点から言えば、ゆがみは次の受容器によって引き起こされていると語る。

- 固有受容器／筋・腱紡錘・関節の収縮や張力、位置、動きなどの情報をフィードバックする。
- 機械受容器／触覚、聴覚、平衡覚、張力覚、振動覚など姿勢や運動制御を行う。
- 侵害受容器／痛みや刺激に関与し、炎症や熱を起こす。

「身体のゆがみは悪」というイメージがあるが、末期がんで亡くなられた患者さんの身体にはゆがみはなく、まっすぐなことが多いという。

「つまり、これらの受容器の力がなくなるということです。姿勢が悪いとか、そういう単純なものだけではありません。それほど身体に備わっている機能というものは素晴らしく、人間の身体は壮大でまさに〝小宇宙〟ととらえるにふさわしいものなのです」

これらの受容器が神経を介してフィードバックすることにより、瞬時に身体の動きを司っているのだという。例えば、妊婦さんの場合、お腹が出てくるに従い身体は反るが、これは圧縮負荷体勢といって身体の軸に対して加わる圧縮の負荷を減らすために、骨盤を左右にゆがませる機能によって引き起こされる。このため後期の妊婦さんは腰痛などのトラブルが多いが、この痛みは身体の軸圧の負荷を逃がしてくれているために起こるということだ。また、熱いものを触ると手が瞬時に離れる、といった反射が起こるが、これは脳に情報が伝わる前にアルファ運動ニューロンという運動神経細胞が、勝手に動かして反射を起こしてくれているのだ。妊婦さんが右側の凸のお腹になってきた場合、体重がかかる方向、軸が変わってくる。この状態でも雪道や凸凹道など、お腹で足元が見えないとしても、瞬時に足首を動かすことによってバランスを整えてくれるのも反射なのだ。つまり、妊婦さんになったことで身体の軸が変わり、先に述べた三つの受容器の機能低下も推測されるということだ。そのほか心理的記憶にも身体が反応し、身体をゆがませることもあるという。虐待などのトラウマもその一つで、当時の記憶を思い出すだけで身体がゆがむ。また、マタニティ生活がつらかった人の場合、胎教にいいからと聴き続けた音楽を産後に聴くと身体にゆがみが生じ、体調が悪くなることもあるという。

「この点が理解されていれば、ゆがみのある骨だけを戻せばいい、といった治療法では解決しないということがわかるはずです。背骨はすべて、そして足首から股関節もすべて調整するべきだと考えています」

20年にわたり柔道、剣道、空手、ブラジリアン柔術などの武道の研鑽を積み、「身体のゆがみは何だろう」と考え抜いた結果、松林院長はこの答えにたどり着いた。前述の産前ケアにガンステッドシステム、産後ケアにアクチベーターメソッドを用いるのも、この答えから導き出した結論なのだ。

「アクチベーターメソッドの場合は、この受容器の反射を利用しています。機械受容器でエラーを起こしていると、筋肉へのフィードバック機能が阻害され、筋肉の長さが詰まったり、動きが悪くなったり、張力が減るなどすると、足の長さが変わるということです」

耳鍼治療で産後うつなどメンタル面のケアを万全に

産後ケアで松林院長が最も伝えたいのが産後うつの対処法だ。産後の身体はエストロゲンが急激に減り女性ホルモンや自律神経のバランスが崩れることはよく知られている。寝不足や育児ストレスで脳の血流が悪化して扁桃体が暴れだすと、やる気が出なくなったり、うつ状態になるという。

これら産後うつについては、「耳鍼を勧めたい」と松林院長。同院での耳鍼治療は、フランスの神経科学医ポール・ノジェ医師が西洋医学的な見地から系統立てたもの。使用するのはアメリカ空軍で考案された戦場鍼でも使われるＡＳＰ鍼（金製鍼）での置鍼だが、希望に応じ一般的な鍼での施術も行っている。耳鍼は世界各地で起こった地震や山火事といった大災害時やアメリカの同時多発テロなどの直接的あるいは間接的な被害者、また戦地での兵士に対しても行われている。

耳垂部にある視床下部の反射区に鍼を打つが、精神の安定に非常に効果があると感じていると松林院長。ある患者さんは、何年も家に引きこもり、一切しゃべることもできなかったが、同院での耳鍼治療後、すぐに饒舌になり、その姿に驚いた家族から連絡をもらったこともあるという。

産後うつは、母子ともに命の危険にさらされるリスクもある、決して軽視してはならない症状の一つだ。松林院長も、近年相次ぐ悲しいニュースに「胸が痛い」と顔を曇らせる。

「やる気が出ない、身体が動かないといった産後うつに悩んでいる人はもちろんですが、『もう消えてしまいたい』といった思いがよぎるようであれば、一度でいいから耳鍼の治療を受けてほしいと思います。学校や仕事にまったく行けなかったという人でも治療後に復学、復職できているケースはたくさんあります」

また、赤ちゃんのトラブルも母親には大きなストレスだが、特に熱性痙攣に対しては驚いてしまいパニックになる人も少なくない。松林院長によると、マッサージが効果を発揮することもあるという。

「両腕内側の手首中央から肘横紋までの一直線を人差し指と中指、薬指の腹を使って、手首からひじのほうに100回程度マッサージします。この手技を天河水《てんかすい》といいますが、発症時も予防にも使えます」

ある赤ちゃんは発熱のたびに救急搬送されていたが、このマッサージをすることで、熱性痙攣を予防できた、とその喜びをその母親が涙ながらに伝えてくれたという。

両親を早くにがんで亡くした経験から『がんにならない身体、がんになっても、そのがんを体内からなくす身体を作ること』を治療家としての最終目標とする松林院長。それとともに、身体の不調のファーストチョイスが鍼治療という韓国のように、日本の鍼治療の信頼性を高めることにも尽力し続ける。産後うつはもちろん、気候変動による大災害や、南海トラフ地震の可能性も否めなくなった現在の日本。服の脱衣などの必要もなく、耳さえ見ることができれば治療可能な耳鍼は災害時のメンタルケアには最適だという。

「耳鍼治療を多くの鍼灸師の先生方に広めていただき、海外のように大きな災害時に被災者ケアに貢献できる鍼灸師が少しでも増えることを願っています。それが鍼灸治療の信用性を少しでも向上させることにつながればこれほどうれしいことはありません」

と鍼灸治療への思いを語ってくれた。

（取材・文／松岡）

神ワザ治療院の連絡先

（掲載順）

院名	所在地	電話番号
トータルボディケア こはる堂	東京都目黒区鷹番 1-5-7 アルカス鷹番 1 階	03-6303-1601
ココカラダ治療院	東京都港区六本木 3-11-6 野沢ビル 5F	03-6804-5208
「本質改善」整体院 ユーテラス	東京都新宿区高田馬場 1-28-3 工新ビル 703	070-3871-4052
すぎおか鍼灸接骨院	兵庫県明石市魚住町西岡 323-1	078-947-7628
ただき接骨院・整体院	群馬県高崎市井野町 353-1	027-381-8586
おひさまメナジー治療院	愛知県豊明市二村台 2-1-5	0562-93-6927
大聖寺治療院	石川県加賀市大聖寺八間道 76	0761-73-2433
西村バランス治療院	東京都江東区東陽 5-15-4 1Ｆ－Ｂ　エコーウィル東陽	03-6458-4563
つまだ整骨院	神奈川県厚木市妻田西 2-10-3	046-295-1541
BAMBS 真術整骨院 真龍鍼灸院	千葉県松戸市東松戸 3-7-11	047-712-1677

著者プロフィール

文芸社治療院特別取材班

萩原 忠久（はぎわら ただひさ）／ライター。栃木県出身。法政大学卒業。経済専門誌出版社などを経て独立。ビジネス、医療から自叙伝まで幅広く執筆。

松岡 理恵（まつおか りえ）／ライター兼編集者。編集制作プロダクション、出版社などを経て独立。一般誌、書籍、ならびに広告タイアップなどの編集・取材・原稿作成を担当。

産前産後の母体を整える神ワザ治療院 10 選

神ワザシリーズ

2023年 7 月15日　初版第 1 刷発行

著　者　文芸社治療院特別取材班

発行者　瓜谷 綱延

発行所　株式会社文芸社

〒160-0022　東京都新宿区新宿1－10－1

電話　03-5369-3060（代表）

03-5369-2299（販売）

印刷所　図書印刷株式会社

ISBN978-4-286-24249-1